This Belongs to:

_____

If found, please contact me! :

_____

_____

Index

1	31
2	32
3	33
4	34
5	35
6	36
7	37
8	38
9	39
10	40
11	41
12	42
13	43
14	44
15	45
16	46
17	47
18	48
19	49
20	50
21	51
22	52
23	53
24	54
25	55
26	56
27	57
28	58
29	59
30	60

Index

61		91
62		92
63		93
64		94
65		95
66		96
67		97
68		98
69		99
70		100
71		101
72		102
73		103
74		104
75		105
76		106
77		107
78		108
79		109
80		110
81		111
82		112
83		113
84		114
85		115
86		116
87		117
88		118
89		119
90		120

Weekly *Menu*

MONDAY

Breakfast	Lunch	Dinner

Note

TUESDAY

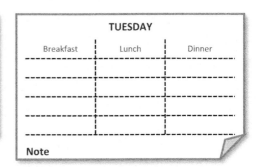

Breakfast	Lunch	Dinner

Note

WEDNESDAY

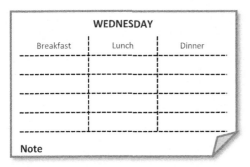

Breakfast	Lunch	Dinner

Note

THURSDAY

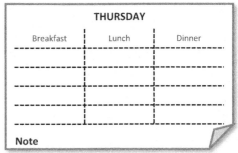

Breakfast	Lunch	Dinner

Note

FRIDAY

Breakfast	Lunch	Dinner

Note

SATURDAY

Breakfast	Lunch	Dinner

Note

SUNDAY

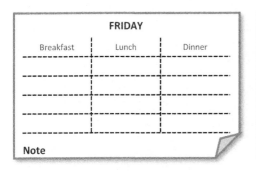

Breakfast	Lunch	Dinner

Note

NOTES

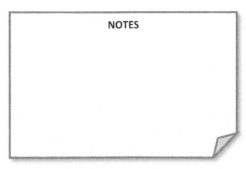

Grocery LIST

Meat, Fish & Poultry

- ☐ _____
- ☐ _____
- ☐ _____
- ☐ _____
- ☐ _____
- ☐ _____
- ☐ _____

Dairy

- ☐ _____
- ☐ _____
- ☐ _____
- ☐ _____
- ☐ _____
- ☐ _____
- ☐ _____

Bakery

- ☐ _____
- ☐ _____
- ☐ _____
- ☐ _____
- ☐ _____
- ☐ _____
- ☐ _____

Fresh Produce

- ☐ _____
- ☐ _____
- ☐ _____
- ☐ _____
- ☐ _____
- ☐ _____
- ☐ _____
- ☐ _____
- ☐ _____
- ☐ _____

Frozen Products

- ☐ _____
- ☐ _____
- ☐ _____
- ☐ _____
- ☐ _____
- ☐ _____
- ☐ _____

Canned & Non-perishables

- ☐ _____
- ☐ _____
- ☐ _____
- ☐ _____
- ☐ _____
- ☐ _____

Cleaning Supplies

- ☐ _____
- ☐ _____
- ☐ _____
- ☐ _____
- ☐ _____
- ☐ _____
- ☐ _____

Pets / Other

- ☐ _____
- ☐ _____
- ☐ _____
- ☐ _____
- ☐ _____
- ☐ _____
- ☐ _____

Weekly *Menu*

MONDAY

Breakfast	Lunch	Dinner

Note

TUESDAY

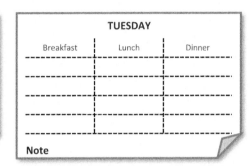

Breakfast	Lunch	Dinner

Note

WEDNESDAY

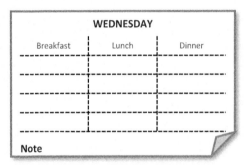

Breakfast	Lunch	Dinner

Note

THURSDAY

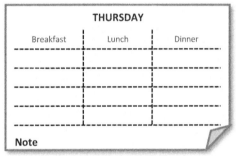

Breakfast	Lunch	Dinner

Note

FRIDAY

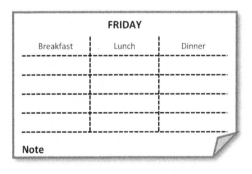

Breakfast	Lunch	Dinner

Note

SATURDAY

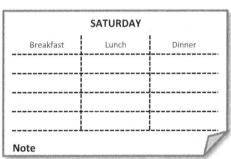

Breakfast	Lunch	Dinner

Note

SUNDAY

Breakfast	Lunch	Dinner

Note

NOTES

Grocery LIST

Meat, Fish & Poultry

- ☐ _____
- ☐ _____
- ☐ _____
- ☐ _____
- ☐ _____
- ☐ _____
- ☐ _____

Fresh Produce

- ☐ _____
- ☐ _____
- ☐ _____
- ☐ _____
- ☐ _____
- ☐ _____
- ☐ _____
- ☐ _____
- ☐ _____
- ☐ _____

Canned & Non-perishables

- ☐ _____
- ☐ _____
- ☐ _____
- ☐ _____
- ☐ _____
- ☐ _____

Dairy

- ☐ _____
- ☐ _____
- ☐ _____
- ☐ _____
- ☐ _____
- ☐ _____
- ☐ _____

Cleaning Supplies

- ☐ _____
- ☐ _____
- ☐ _____
- ☐ _____
- ☐ _____
- ☐ _____
- ☐ _____

Frozen Products

- ☐ _____
- ☐ _____
- ☐ _____
- ☐ _____
- ☐ _____
- ☐ _____
- ☐ _____

Bakery

- ☐ _____
- ☐ _____
- ☐ _____
- ☐ _____
- ☐ _____
- ☐ _____
- ☐ _____

Pets / Other

- ☐ _____
- ☐ _____
- ☐ _____
- ☐ _____
- ☐ _____
- ☐ _____

Weekly *Menu*

MONDAY

Breakfast	Lunch	Dinner

Note

TUESDAY

Breakfast	Lunch	Dinner

Note

WEDNESDAY

Breakfast	Lunch	Dinner

Note

THURSDAY

Breakfast	Lunch	Dinner

Note

FRIDAY

Breakfast	Lunch	Dinner

Note

SATURDAY

Breakfast	Lunch	Dinner

Note

SUNDAY

Breakfast	Lunch	Dinner

Note

NOTES

Grocery LIST

Meat, Fish & Poultry

- ☐ _____
- ☐ _____
- ☐ _____
- ☐ _____
- ☐ _____
- ☐ _____
- ☐ _____

Dairy

- ☐ _____
- ☐ _____
- ☐ _____
- ☐ _____
- ☐ _____
- ☐ _____
- ☐ _____

Bakery

- ☐ _____
- ☐ _____
- ☐ _____
- ☐ _____
- ☐ _____
- ☐ _____
- ☐ _____

Fresh Produce

- ☐ _____
- ☐ _____
- ☐ _____
- ☐ _____
- ☐ _____
- ☐ _____
- ☐ _____
- ☐ _____
- ☐ _____
- ☐ _____

Frozen Products

- ☐ _____
- ☐ _____
- ☐ _____
- ☐ _____
- ☐ _____
- ☐ _____
- ☐ _____
- ☐ _____
- ☐ _____

Canned & Non-perishables

- ☐ _____
- ☐ _____
- ☐ _____
- ☐ _____
- ☐ _____

Cleaning Supplies

- ☐ _____
- ☐ _____
- ☐ _____
- ☐ _____
- ☐ _____
- ☐ _____
- ☐ _____

Pets / Other

- ☐ _____
- ☐ _____
- ☐ _____
- ☐ _____
- ☐ _____
- ☐ _____

Weekly *Menu*

WEEK OF

MONDAY

Breakfast	Lunch	Dinner

Note

TUESDAY

Breakfast	Lunch	Dinner

Note

WEDNESDAY

Breakfast	Lunch	Dinner

Note

THURSDAY

Breakfast	Lunch	Dinner

Note

FRIDAY

Breakfast	Lunch	Dinner

Note

SATURDAY

Breakfast	Lunch	Dinner

Note

SUNDAY

Breakfast	Lunch	Dinner

Note

NOTES

7

Grocery LIST

Meat, Fish & Poultry

- ☐ _____
- ☐ _____
- ☐ _____
- ☐ _____
- ☐ _____
- ☐ _____
- ☐ _____

Fresh Produce

- ☐ _____
- ☐ _____
- ☐ _____
- ☐ _____
- ☐ _____
- ☐ _____
- ☐ _____
- ☐ _____
- ☐ _____
- ☐ _____

Canned & Non-perishables

- ☐ _____
- ☐ _____
- ☐ _____
- ☐ _____
- ☐ _____
- ☐ _____
- ☐ _____

Dairy

- ☐ _____
- ☐ _____
- ☐ _____
- ☐ _____
- ☐ _____
- ☐ _____
- ☐ _____

Cleaning Supplies

- ☐ _____
- ☐ _____
- ☐ _____
- ☐ _____
- ☐ _____
- ☐ _____
- ☐ _____

Frozen Products

- ☐ _____
- ☐ _____
- ☐ _____
- ☐ _____
- ☐ _____
- ☐ _____
- ☐ _____
- ☐ _____

Bakery

- ☐ _____
- ☐ _____
- ☐ _____
- ☐ _____
- ☐ _____
- ☐ _____
- ☐ _____

Pets / Other

- ☐ _____
- ☐ _____
- ☐ _____
- ☐ _____
- ☐ _____
- ☐ _____
- ☐ _____

Weekly *Menu*

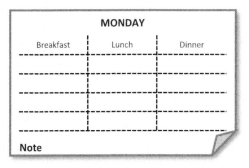

MONDAY

Breakfast	Lunch	Dinner

Note

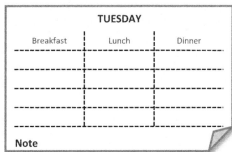

TUESDAY

Breakfast	Lunch	Dinner

Note

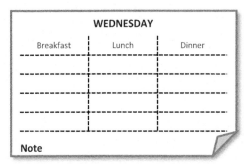

WEDNESDAY

Breakfast	Lunch	Dinner

Note

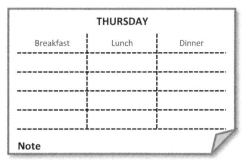

THURSDAY

Breakfast	Lunch	Dinner

Note

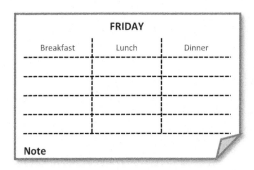

FRIDAY

Breakfast	Lunch	Dinner

Note

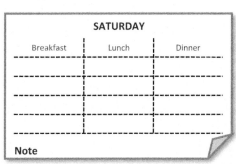

SATURDAY

Breakfast	Lunch	Dinner

Note

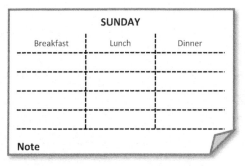

SUNDAY

Breakfast	Lunch	Dinner

Note

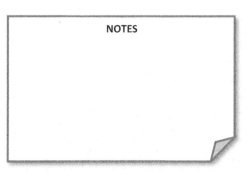

NOTES

Grocery LIST

Meat, Fish & Poultry

- ☐ _____
- ☐ _____
- ☐ _____
- ☐ _____
- ☐ _____
- ☐ _____
- ☐ _____

Fresh Produce

- ☐ _____
- ☐ _____
- ☐ _____
- ☐ _____
- ☐ _____
- ☐ _____
- ☐ _____
- ☐ _____
- ☐ _____
- ☐ _____

Canned & Non-perishables

- ☐ _____
- ☐ _____
- ☐ _____
- ☐ _____
- ☐ _____
- ☐ _____
- ☐ _____

Dairy

- ☐ _____
- ☐ _____
- ☐ _____
- ☐ _____
- ☐ _____
- ☐ _____
- ☐ _____

Cleaning Supplies

- ☐ _____
- ☐ _____
- ☐ _____
- ☐ _____
- ☐ _____
- ☐ _____

Frozen Products

- ☐ _____
- ☐ _____
- ☐ _____
- ☐ _____
- ☐ _____
- ☐ _____
- ☐ _____
- ☐ _____

Bakery

- ☐ _____
- ☐ _____
- ☐ _____
- ☐ _____
- ☐ _____
- ☐ _____
- ☐ _____

Pets / Other

- ☐ _____
- ☐ _____
- ☐ _____
- ☐ _____
- ☐ _____
- ☐ _____
- ☐ _____

Weekly *Menu*

WEEK OF

MONDAY

Breakfast	Lunch	Dinner

Note

TUESDAY

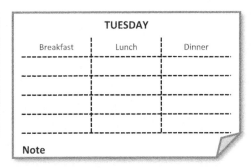

Breakfast	Lunch	Dinner

Note

WEDNESDAY

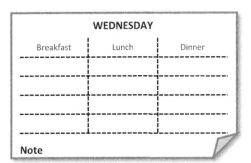

Breakfast	Lunch	Dinner

Note

THURSDAY

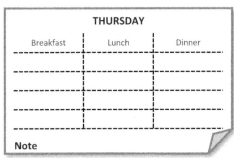

Breakfast	Lunch	Dinner

Note

FRIDAY

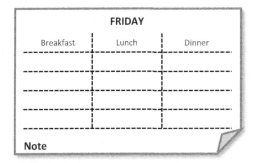

Breakfast	Lunch	Dinner

Note

SATURDAY

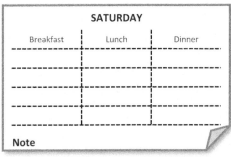

Breakfast	Lunch	Dinner

Note

SUNDAY

Breakfast	Lunch	Dinner

Note

NOTES

Grocery LIST

Meat, Fish & Poultry
- ☐
- ☐
- ☐
- ☐
- ☐
- ☐
- ☐

Fresh Produce
- ☐
- ☐
- ☐
- ☐
- ☐
- ☐
- ☐
- ☐
- ☐
- ☐

Canned & Non-perishables
- ☐
- ☐
- ☐
- ☐
- ☐
- ☐

Dairy
- ☐
- ☐
- ☐
- ☐
- ☐
- ☐
- ☐

Frozen Products
- ☐
- ☐
- ☐
- ☐
- ☐
- ☐
- ☐
- ☐

Cleaning Supplies
- ☐
- ☐
- ☐
- ☐
- ☐
- ☐
- ☐

Bakery
- ☐
- ☐
- ☐
- ☐
- ☐
- ☐
- ☐

Pets / Other
- ☐
- ☐
- ☐
- ☐
- ☐
- ☐
- ☐

Weekly *Menu*

MONDAY

Breakfast	Lunch	Dinner

Note

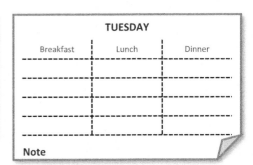

TUESDAY

Breakfast	Lunch	Dinner

Note

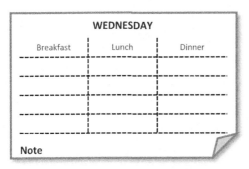

WEDNESDAY

Breakfast	Lunch	Dinner

Note

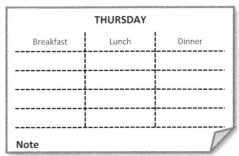

THURSDAY

Breakfast	Lunch	Dinner

Note

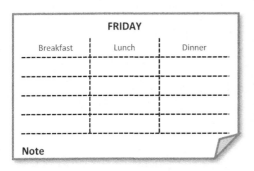

FRIDAY

Breakfast	Lunch	Dinner

Note

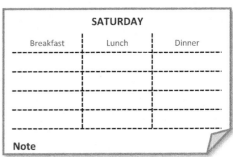

SATURDAY

Breakfast	Lunch	Dinner

Note

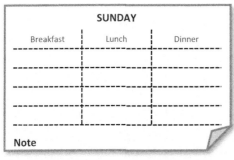

SUNDAY

Breakfast	Lunch	Dinner

Note

NOTES

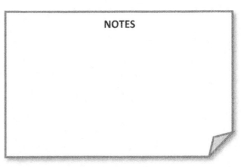

Grocery LIST

Meat, Fish & Poultry

- ☐
- ☐
- ☐
- ☐
- ☐
- ☐
- ☐

Fresh Produce

- ☐
- ☐
- ☐
- ☐
- ☐
- ☐
- ☐
- ☐
- ☐
- ☐

Canned & Non-perishables

- ☐
- ☐
- ☐
- ☐
- ☐
- ☐

Dairy

- ☐
- ☐
- ☐
- ☐
- ☐
- ☐
- ☐

Frozen Products

- ☐
- ☐
- ☐
- ☐
- ☐
- ☐
- ☐
- ☐
- ☐

Cleaning Supplies

- ☐
- ☐
- ☐
- ☐
- ☐
- ☐
- ☐

Bakery

- ☐
- ☐
- ☐
- ☐
- ☐
- ☐
- ☐

Pets / Other

- ☐
- ☐
- ☐
- ☐
- ☐
- ☐

Weekly *Menu*

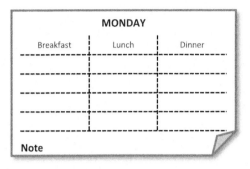

MONDAY

Breakfast	Lunch	Dinner

Note

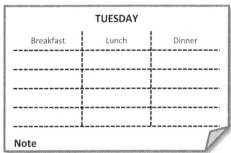

TUESDAY

Breakfast	Lunch	Dinner

Note

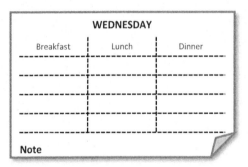

WEDNESDAY

Breakfast	Lunch	Dinner

Note

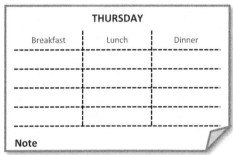

THURSDAY

Breakfast	Lunch	Dinner

Note

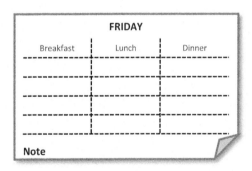

FRIDAY

Breakfast	Lunch	Dinner

Note

SATURDAY

Breakfast	Lunch	Dinner

Note

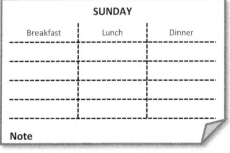

SUNDAY

Breakfast	Lunch	Dinner

Note

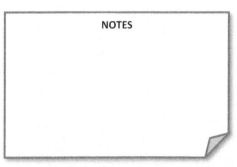

NOTES

15

Grocery LIST

Meat, Fish & Poultry
- ☐ _____
- ☐ _____
- ☐ _____
- ☐ _____
- ☐ _____
- ☐ _____
- ☐ _____

Fresh Produce
- ☐ _____
- ☐ _____
- ☐ _____
- ☐ _____
- ☐ _____
- ☐ _____
- ☐ _____
- ☐ _____
- ☐ _____
- ☐ _____

Canned & Non-perishables
- ☐ _____
- ☐ _____
- ☐ _____
- ☐ _____
- ☐ _____
- ☐ _____
- ☐ _____

Dairy
- ☐ _____
- ☐ _____
- ☐ _____
- ☐ _____
- ☐ _____
- ☐ _____
- ☐ _____

Cleaning Supplies
- ☐ _____
- ☐ _____
- ☐ _____
- ☐ _____
- ☐ _____
- ☐ _____
- ☐ _____

Frozen Products
- ☐ _____
- ☐ _____
- ☐ _____
- ☐ _____
- ☐ _____
- ☐ _____
- ☐ _____

Bakery
- ☐ _____
- ☐ _____
- ☐ _____
- ☐ _____
- ☐ _____
- ☐ _____
- ☐ _____

Pets / Other
- ☐ _____
- ☐ _____
- ☐ _____
- ☐ _____
- ☐ _____
- ☐ _____

Weekly *Menu*

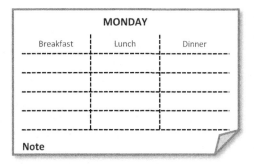

MONDAY

Breakfast	Lunch	Dinner

Note

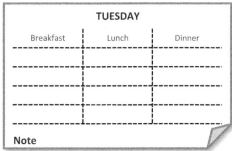

TUESDAY

Breakfast	Lunch	Dinner

Note

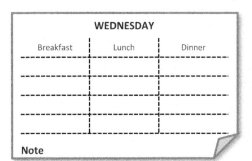

WEDNESDAY

Breakfast	Lunch	Dinner

Note

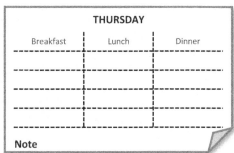

THURSDAY

Breakfast	Lunch	Dinner

Note

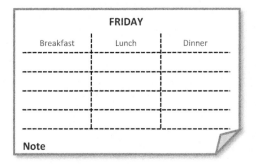

FRIDAY

Breakfast	Lunch	Dinner

Note

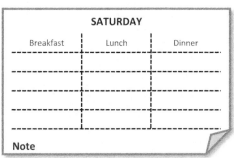

SATURDAY

Breakfast	Lunch	Dinner

Note

SUNDAY

Breakfast	Lunch	Dinner

Note

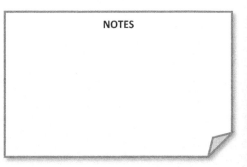

NOTES

Grocery LIST

Meat, Fish & Poultry

- ☐ _____
- ☐ _____
- ☐ _____
- ☐ _____
- ☐ _____
- ☐ _____
- ☐ _____

Fresh Produce

- ☐ _____
- ☐ _____
- ☐ _____
- ☐ _____
- ☐ _____
- ☐ _____
- ☐ _____
- ☐ _____
- ☐ _____
- ☐ _____

Canned & Non-perishables

- ☐ _____
- ☐ _____
- ☐ _____
- ☐ _____
- ☐ _____
- ☐ _____

Dairy

- ☐ _____
- ☐ _____
- ☐ _____
- ☐ _____
- ☐ _____
- ☐ _____
- ☐ _____

Cleaning Supplies

- ☐ _____
- ☐ _____
- ☐ _____
- ☐ _____
- ☐ _____
- ☐ _____
- ☐ _____

Frozen Products

- ☐ _____
- ☐ _____
- ☐ _____
- ☐ _____
- ☐ _____
- ☐ _____
- ☐ _____

Bakery

- ☐ _____
- ☐ _____
- ☐ _____
- ☐ _____
- ☐ _____
- ☐ _____
- ☐ _____

Pets / Other

- ☐ _____
- ☐ _____
- ☐ _____
- ☐ _____
- ☐ _____
- ☐ _____

Weekly Menu

MONDAY

Breakfast	Lunch	Dinner

Note

TUESDAY

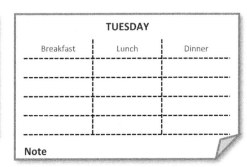

Breakfast	Lunch	Dinner

Note

WEDNESDAY

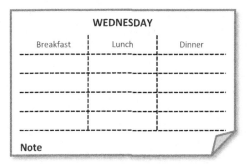

Breakfast	Lunch	Dinner

Note

THURSDAY

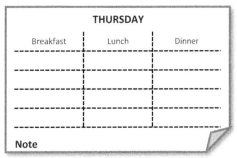

Breakfast	Lunch	Dinner

Note

FRIDAY

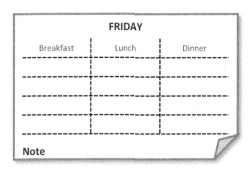

Breakfast	Lunch	Dinner

Note

SATURDAY

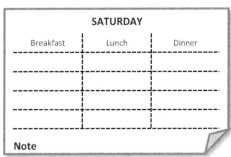

Breakfast	Lunch	Dinner

Note

SUNDAY

Breakfast	Lunch	Dinner

Note

NOTES

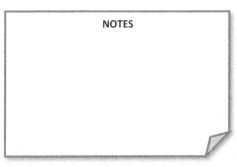

Grocery LIST

Meat, Fish & Poultry

- ☐ _____
- ☐ _____
- ☐ _____
- ☐ _____
- ☐ _____
- ☐ _____
- ☐ _____

Fresh Produce

- ☐ _____
- ☐ _____
- ☐ _____
- ☐ _____
- ☐ _____
- ☐ _____
- ☐ _____
- ☐ _____
- ☐ _____
- ☐ _____
- ☐ _____

Canned & Non-perishables

- ☐ _____
- ☐ _____
- ☐ _____
- ☐ _____
- ☐ _____
- ☐ _____
- ☐ _____

Dairy

- ☐ _____
- ☐ _____
- ☐ _____
- ☐ _____
- ☐ _____
- ☐ _____
- ☐ _____

Cleaning Supplies

- ☐ _____
- ☐ _____
- ☐ _____
- ☐ _____
- ☐ _____
- ☐ _____
- ☐ _____

Frozen Products

- ☐ _____
- ☐ _____
- ☐ _____
- ☐ _____
- ☐ _____
- ☐ _____
- ☐ _____
- ☐ _____

Bakery

- ☐ _____
- ☐ _____
- ☐ _____
- ☐ _____
- ☐ _____
- ☐ _____
- ☐ _____

Pets / Other

- ☐ _____
- ☐ _____
- ☐ _____
- ☐ _____
- ☐ _____
- ☐ _____

Weekly *Menu*

MONDAY

Breakfast	Lunch	Dinner

Note

TUESDAY

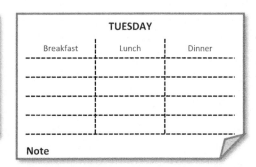

Breakfast	Lunch	Dinner

Note

WEDNESDAY

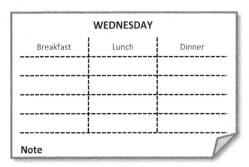

Breakfast	Lunch	Dinner

Note

THURSDAY

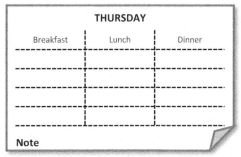

Breakfast	Lunch	Dinner

Note

FRIDAY

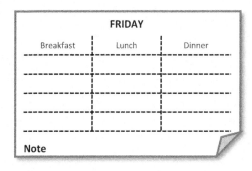

Breakfast	Lunch	Dinner

Note

SATURDAY

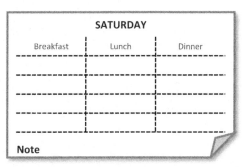

Breakfast	Lunch	Dinner

Note

SUNDAY

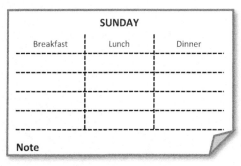

Breakfast	Lunch	Dinner

Note

NOTES

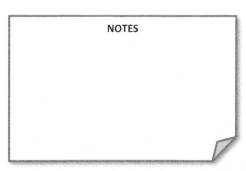

Grocery LIST

Meat, Fish & Poultry
- ☐ _____
- ☐ _____
- ☐ _____
- ☐ _____
- ☐ _____
- ☐ _____
- ☐ _____

Fresh Produce
- ☐ _____
- ☐ _____
- ☐ _____
- ☐ _____
- ☐ _____
- ☐ _____
- ☐ _____
- ☐ _____
- ☐ _____
- ☐ _____

Canned & Non-perishables
- ☐ _____
- ☐ _____
- ☐ _____
- ☐ _____
- ☐ _____
- ☐ _____
- ☐ _____

Dairy
- ☐ _____
- ☐ _____
- ☐ _____
- ☐ _____
- ☐ _____
- ☐ _____
- ☐ _____

Cleaning Supplies
- ☐ _____
- ☐ _____
- ☐ _____
- ☐ _____
- ☐ _____
- ☐ _____
- ☐ _____

Frozen Products
- ☐ _____
- ☐ _____
- ☐ _____
- ☐ _____
- ☐ _____
- ☐ _____
- ☐ _____
- ☐ _____

Bakery
- ☐ _____
- ☐ _____
- ☐ _____
- ☐ _____
- ☐ _____
- ☐ _____
- ☐ _____

Pets / Other
- ☐ _____
- ☐ _____
- ☐ _____
- ☐ _____
- ☐ _____
- ☐ _____
- ☐ _____

Weekly *Menu*

MONDAY

Breakfast	Lunch	Dinner

Note

TUESDAY

Breakfast	Lunch	Dinner

Note

WEDNESDAY

Breakfast	Lunch	Dinner

Note

THURSDAY

Breakfast	Lunch	Dinner

Note

FRIDAY

Breakfast	Lunch	Dinner

Note

SATURDAY

Breakfast	Lunch	Dinner

Note

SUNDAY

Breakfast	Lunch	Dinner

Note

NOTES

Grocery LIST

Meat, Fish & Poultry

- [ ]
- [ ]
- [ ]
- [ ]
- [ ]
- [ ]
- [ ]

Dairy

- [ ]
- [ ]
- [ ]
- [ ]
- [ ]
- [ ]
- [ ]

Bakery

- [ ]
- [ ]
- [ ]
- [ ]
- [ ]
- [ ]
- [ ]

Fresh Produce

- [ ]
- [ ]
- [ ]
- [ ]
- [ ]
- [ ]
- [ ]
- [ ]
- [ ]
- [ ]

Frozen Products

- [ ]
- [ ]
- [ ]
- [ ]
- [ ]
- [ ]
- [ ]
- [ ]

Canned & Non-perishables

- [ ]
- [ ]
- [ ]
- [ ]
- [ ]
- [ ]

Cleaning Supplies

- [ ]
- [ ]
- [ ]
- [ ]
- [ ]
- [ ]

Pets / Other

- [ ]
- [ ]
- [ ]
- [ ]
- [ ]
- [ ]

Weekly *Menu*

MONDAY

Breakfast	Lunch	Dinner

Note

TUESDAY

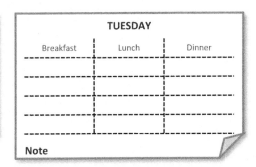

Breakfast	Lunch	Dinner

Note

WEDNESDAY

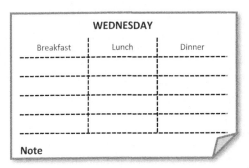

Breakfast	Lunch	Dinner

Note

THURSDAY

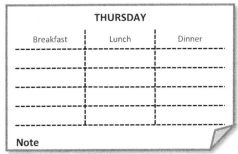

Breakfast	Lunch	Dinner

Note

FRIDAY

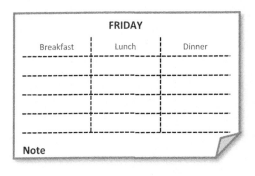

Breakfast	Lunch	Dinner

Note

SATURDAY

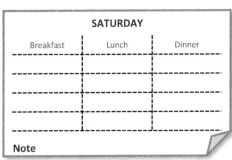

Breakfast	Lunch	Dinner

Note

SUNDAY

Breakfast	Lunch	Dinner

Note

NOTES

Grocery LIST

Meat, Fish & Poultry

- ☐ _____
- ☐ _____
- ☐ _____
- ☐ _____
- ☐ _____
- ☐ _____
- ☐ _____

Fresh Produce

- ☐ _____
- ☐ _____
- ☐ _____
- ☐ _____
- ☐ _____
- ☐ _____
- ☐ _____
- ☐ _____
- ☐ _____
- ☐ _____
- ☐ _____

Canned & Non-perishables

- ☐ _____
- ☐ _____
- ☐ _____
- ☐ _____
- ☐ _____
- ☐ _____

Dairy

- ☐ _____
- ☐ _____
- ☐ _____
- ☐ _____
- ☐ _____
- ☐ _____
- ☐ _____

Cleaning Supplies

- ☐ _____
- ☐ _____
- ☐ _____
- ☐ _____
- ☐ _____
- ☐ _____
- ☐ _____

Frozen Products

- ☐ _____
- ☐ _____
- ☐ _____
- ☐ _____
- ☐ _____
- ☐ _____
- ☐ _____

Bakery

- ☐ _____
- ☐ _____
- ☐ _____
- ☐ _____
- ☐ _____
- ☐ _____
- ☐ _____

Pets / Other

- ☐ _____
- ☐ _____
- ☐ _____
- ☐ _____
- ☐ _____
- ☐ _____

Weekly *Menu*

MONDAY

Breakfast	Lunch	Dinner

Note

TUESDAY

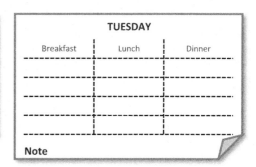

Breakfast	Lunch	Dinner

Note

WEDNESDAY

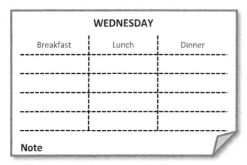

Breakfast	Lunch	Dinner

Note

THURSDAY

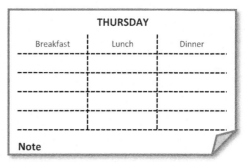

Breakfast	Lunch	Dinner

Note

FRIDAY

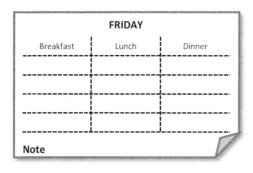

Breakfast	Lunch	Dinner

Note

SATURDAY

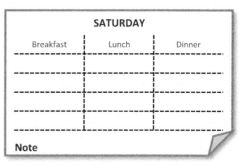

Breakfast	Lunch	Dinner

Note

SUNDAY

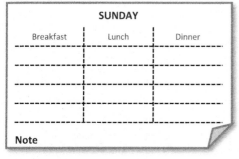

Breakfast	Lunch	Dinner

Note

NOTES

Grocery LIST

Meat, Fish & Poultry

- ☐ _____
- ☐ _____
- ☐ _____
- ☐ _____
- ☐ _____
- ☐ _____
- ☐ _____

Fresh Produce

- ☐ _____
- ☐ _____
- ☐ _____
- ☐ _____
- ☐ _____
- ☐ _____
- ☐ _____
- ☐ _____
- ☐ _____
- ☐ _____

Canned & Non-perishables

- ☐ _____
- ☐ _____
- ☐ _____
- ☐ _____
- ☐ _____
- ☐ _____

Dairy

- ☐ _____
- ☐ _____
- ☐ _____
- ☐ _____
- ☐ _____
- ☐ _____
- ☐ _____

Cleaning Supplies

- ☐ _____
- ☐ _____
- ☐ _____
- ☐ _____
- ☐ _____
- ☐ _____
- ☐ _____

Frozen Products

- ☐ _____
- ☐ _____
- ☐ _____
- ☐ _____
- ☐ _____
- ☐ _____
- ☐ _____

Bakery

- ☐ _____
- ☐ _____
- ☐ _____
- ☐ _____
- ☐ _____
- ☐ _____
- ☐ _____

Pets / Other

- ☐ _____
- ☐ _____
- ☐ _____
- ☐ _____
- ☐ _____
- ☐ _____

Weekly Menu

MONDAY

Breakfast	Lunch	Dinner

Note

TUESDAY

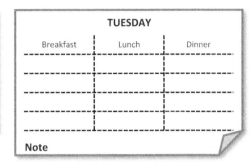

Breakfast	Lunch	Dinner

Note

WEDNESDAY

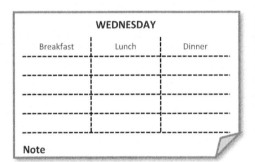

Breakfast	Lunch	Dinner

Note

THURSDAY

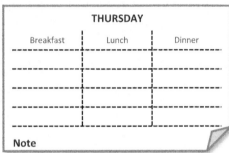

Breakfast	Lunch	Dinner

Note

FRIDAY

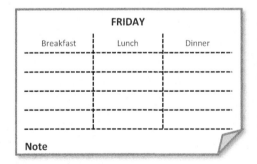

Breakfast	Lunch	Dinner

Note

SATURDAY

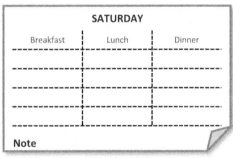

Breakfast	Lunch	Dinner

Note

SUNDAY

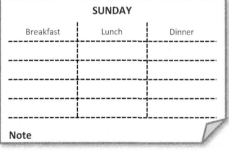

Breakfast	Lunch	Dinner

Note

NOTES

Grocery LIST

Meat, Fish & Poultry
- ☐ _____
- ☐ _____
- ☐ _____
- ☐ _____
- ☐ _____
- ☐ _____
- ☐ _____

Fresh Produce
- ☐ _____
- ☐ _____
- ☐ _____
- ☐ _____
- ☐ _____
- ☐ _____
- ☐ _____
- ☐ _____
- ☐ _____
- ☐ _____

Canned & Non-perishables
- ☐ _____
- ☐ _____
- ☐ _____
- ☐ _____
- ☐ _____
- ☐ _____

Dairy
- ☐ _____
- ☐ _____
- ☐ _____
- ☐ _____
- ☐ _____
- ☐ _____
- ☐ _____

Cleaning Supplies
- ☐ _____
- ☐ _____
- ☐ _____
- ☐ _____
- ☐ _____
- ☐ _____
- ☐ _____

Frozen Products
- ☐ _____
- ☐ _____
- ☐ _____
- ☐ _____
- ☐ _____
- ☐ _____
- ☐ _____
- ☐ _____

Bakery
- ☐ _____
- ☐ _____
- ☐ _____
- ☐ _____
- ☐ _____
- ☐ _____
- ☐ _____

Pets / Other
- ☐ _____
- ☐ _____
- ☐ _____
- ☐ _____
- ☐ _____
- ☐ _____

Weekly *Menu*

MONDAY

Breakfast	Lunch	Dinner

Note

TUESDAY

Breakfast	Lunch	Dinner

Note

WEDNESDAY

Breakfast	Lunch	Dinner

Note

THURSDAY

Breakfast	Lunch	Dinner

Note

FRIDAY

Breakfast	Lunch	Dinner

Note

SATURDAY

Breakfast	Lunch	Dinner

Note

SUNDAY

Breakfast	Lunch	Dinner

Note

NOTES

Grocery LIST

Meat, Fish & Poultry

- ☐
- ☐
- ☐
- ☐
- ☐
- ☐
- ☐

Fresh Produce

- ☐
- ☐
- ☐
- ☐
- ☐
- ☐
- ☐
- ☐
- ☐
- ☐
- ☐

Canned & Non-perishables

- ☐
- ☐
- ☐
- ☐
- ☐
- ☐

Dairy

- ☐
- ☐
- ☐
- ☐
- ☐
- ☐
- ☐

Cleaning Supplies

- ☐
- ☐
- ☐
- ☐
- ☐
- ☐
- ☐

Frozen Products

- ☐
- ☐
- ☐
- ☐
- ☐
- ☐
- ☐
- ☐

Bakery

- ☐
- ☐
- ☐
- ☐
- ☐
- ☐

Pets / Other

- ☐
- ☐
- ☐
- ☐
- ☐
- ☐

Weekly *Menu*

MONDAY

Breakfast	Lunch	Dinner

Note

TUESDAY

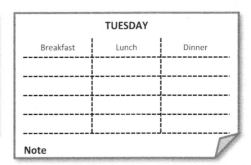

Breakfast	Lunch	Dinner

Note

WEDNESDAY

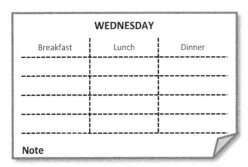

Breakfast	Lunch	Dinner

Note

THURSDAY

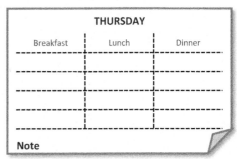

Breakfast	Lunch	Dinner

Note

FRIDAY

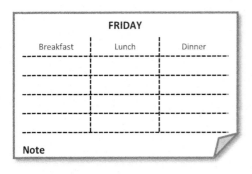

Breakfast	Lunch	Dinner

Note

SATURDAY

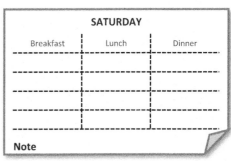

Breakfast	Lunch	Dinner

Note

SUNDAY

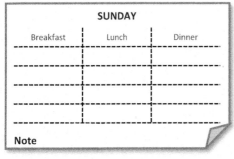

Breakfast	Lunch	Dinner

Note

NOTES

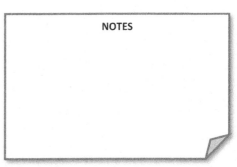

Grocery LIST

Meat, Fish & Poultry
- ☐
- ☐
- ☐
- ☐
- ☐
- ☐
- ☐

Dairy
- ☐
- ☐
- ☐
- ☐
- ☐
- ☐
- ☐

Bakery
- ☐
- ☐
- ☐
- ☐
- ☐
- ☐
- ☐

Fresh Produce
- ☐
- ☐
- ☐
- ☐
- ☐
- ☐
- ☐
- ☐
- ☐
- ☐

Frozen Products
- ☐
- ☐
- ☐
- ☐
- ☐
- ☐
- ☐
- ☐
- ☐
- ☐

Canned & Non-perishables
- ☐
- ☐
- ☐
- ☐
- ☐
- ☐

Cleaning Supplies
- ☐
- ☐
- ☐
- ☐
- ☐
- ☐
- ☐

Pets / Other
- ☐
- ☐
- ☐
- ☐
- ☐
- ☐

Weekly *Menu*

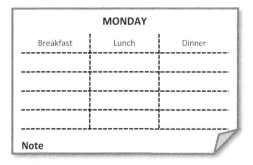

MONDAY

Breakfast	Lunch	Dinner

Note

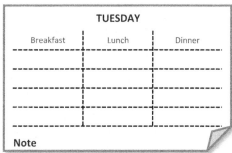

TUESDAY

Breakfast	Lunch	Dinner

Note

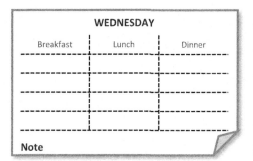

WEDNESDAY

Breakfast	Lunch	Dinner

Note

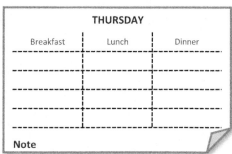

THURSDAY

Breakfast	Lunch	Dinner

Note

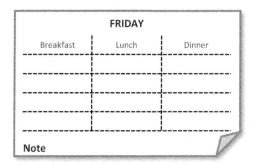

FRIDAY

Breakfast	Lunch	Dinner

Note

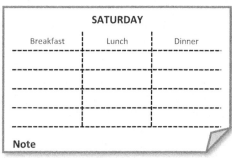

SATURDAY

Breakfast	Lunch	Dinner

Note

SUNDAY

Breakfast	Lunch	Dinner

Note

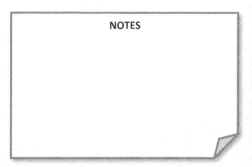

NOTES

Grocery LIST

Meat, Fish & Poultry
- ☐ _____
- ☐ _____
- ☐ _____
- ☐ _____
- ☐ _____
- ☐ _____
- ☐ _____

Fresh Produce
- ☐ _____
- ☐ _____
- ☐ _____
- ☐ _____
- ☐ _____
- ☐ _____
- ☐ _____
- ☐ _____
- ☐ _____
- ☐ _____

Canned & Non-perishables
- ☐ _____
- ☐ _____
- ☐ _____
- ☐ _____
- ☐ _____
- ☐ _____

Dairy
- ☐ _____
- ☐ _____
- ☐ _____
- ☐ _____
- ☐ _____
- ☐ _____
- ☐ _____

Cleaning Supplies
- ☐ _____
- ☐ _____
- ☐ _____
- ☐ _____
- ☐ _____
- ☐ _____
- ☐ _____

Frozen Products
- ☐ _____
- ☐ _____
- ☐ _____
- ☐ _____
- ☐ _____
- ☐ _____
- ☐ _____
- ☐ _____
- ☐ _____

Bakery
- ☐ _____
- ☐ _____
- ☐ _____
- ☐ _____
- ☐ _____
- ☐ _____
- ☐ _____

Pets / Other
- ☐ _____
- ☐ _____
- ☐ _____
- ☐ _____
- ☐ _____

Weekly *Menu*

WEEK OF

MONDAY

Breakfast	Lunch	Dinner

Note

TUESDAY

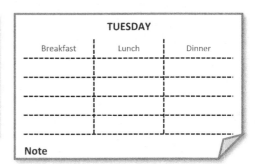

Breakfast	Lunch	Dinner

Note

WEDNESDAY

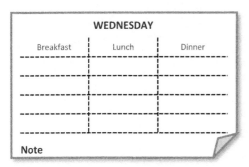

Breakfast	Lunch	Dinner

Note

THURSDAY

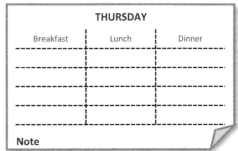

Breakfast	Lunch	Dinner

Note

FRIDAY

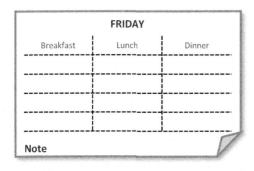

Breakfast	Lunch	Dinner

Note

SATURDAY

Breakfast	Lunch	Dinner

Note

SUNDAY

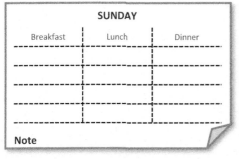

Breakfast	Lunch	Dinner

Note

NOTES

Grocery LIST

Meat, Fish & Poultry
- ☐
- ☐
- ☐
- ☐
- ☐
- ☐
- ☐

Fresh Produce
- ☐
- ☐
- ☐
- ☐
- ☐
- ☐
- ☐
- ☐
- ☐
- ☐

Canned & Non-perishables
- ☐
- ☐
- ☐
- ☐
- ☐
- ☐

Dairy
- ☐
- ☐
- ☐
- ☐
- ☐
- ☐
- ☐

Cleaning Supplies
- ☐
- ☐
- ☐
- ☐
- ☐
- ☐
- ☐

Frozen Products
- ☐
- ☐
- ☐
- ☐
- ☐
- ☐
- ☐
- ☐

Bakery
- ☐
- ☐
- ☐
- ☐
- ☐
- ☐
- ☐

Pets / Other
- ☐
- ☐
- ☐
- ☐
- ☐
- ☐
- ☐

38

Weekly *Menu*

MONDAY

Breakfast	Lunch	Dinner

Note

TUESDAY

Breakfast	Lunch	Dinner

Note

WEDNESDAY

Breakfast	Lunch	Dinner

Note

THURSDAY

Breakfast	Lunch	Dinner

Note

FRIDAY

Breakfast	Lunch	Dinner

Note

SATURDAY

Breakfast	Lunch	Dinner

Note

SUNDAY

Breakfast	Lunch	Dinner

Note

NOTES

Grocery LIST

Meat, Fish & Poultry

- ☐
- ☐
- ☐
- ☐
- ☐
- ☐
- ☐

Fresh Produce

- ☐
- ☐
- ☐
- ☐
- ☐
- ☐
- ☐
- ☐
- ☐
- ☐

Canned & Non-perishables

- ☐
- ☐
- ☐
- ☐
- ☐
- ☐
- ☐

Dairy

- ☐
- ☐
- ☐
- ☐
- ☐
- ☐
- ☐

Cleaning Supplies

- ☐
- ☐
- ☐
- ☐
- ☐
- ☐

Frozen Products

- ☐
- ☐
- ☐
- ☐
- ☐
- ☐
- ☐

Bakery

- ☐
- ☐
- ☐
- ☐
- ☐
- ☐
- ☐

Pets / Other

- ☐
- ☐
- ☐
- ☐
- ☐
- ☐

Weekly *Menu*

MONDAY

Breakfast	Lunch	Dinner

Note

TUESDAY

Breakfast	Lunch	Dinner

Note

WEDNESDAY

Breakfast	Lunch	Dinner

Note

THURSDAY

Breakfast	Lunch	Dinner

Note

FRIDAY

Breakfast	Lunch	Dinner

Note

SATURDAY

Breakfast	Lunch	Dinner

Note

SUNDAY

Breakfast	Lunch	Dinner

Note

NOTES

Grocery LIST

Meat, Fish & Poultry

- ☐ _____
- ☐ _____
- ☐ _____
- ☐ _____
- ☐ _____
- ☐ _____
- ☐ _____

Fresh Produce

- ☐ _____
- ☐ _____
- ☐ _____
- ☐ _____
- ☐ _____
- ☐ _____
- ☐ _____
- ☐ _____
- ☐ _____
- ☐ _____

Canned & Non-perishables

- ☐ _____
- ☐ _____
- ☐ _____
- ☐ _____
- ☐ _____
- ☐ _____
- ☐ _____

Dairy

- ☐ _____
- ☐ _____
- ☐ _____
- ☐ _____
- ☐ _____
- ☐ _____
- ☐ _____

Cleaning Supplies

- ☐ _____
- ☐ _____
- ☐ _____
- ☐ _____
- ☐ _____
- ☐ _____

Frozen Products

- ☐ _____
- ☐ _____
- ☐ _____
- ☐ _____
- ☐ _____
- ☐ _____
- ☐ _____

Bakery

- ☐ _____
- ☐ _____
- ☐ _____
- ☐ _____
- ☐ _____
- ☐ _____
- ☐ _____

Pets / Other

- ☐ _____
- ☐ _____
- ☐ _____
- ☐ _____
- ☐ _____
- ☐ _____

Weekly *Menu*

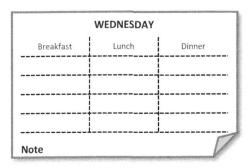

WEEK OF

MONDAY

Breakfast	Lunch	Dinner

Note

TUESDAY

Breakfast	Lunch	Dinner

Note

WEDNESDAY

Breakfast	Lunch	Dinner

Note

THURSDAY

Breakfast	Lunch	Dinner

Note

FRIDAY

Breakfast	Lunch	Dinner

Note

SATURDAY

Breakfast	Lunch	Dinner

Note

SUNDAY

Breakfast	Lunch	Dinner

Note

NOTES

Grocery LIST

Meat, Fish & Poultry

- ☐ _____
- ☐ _____
- ☐ _____
- ☐ _____
- ☐ _____
- ☐ _____
- ☐ _____

Dairy

- ☐ _____
- ☐ _____
- ☐ _____
- ☐ _____
- ☐ _____
- ☐ _____
- ☐ _____

Bakery

- ☐ _____
- ☐ _____
- ☐ _____
- ☐ _____
- ☐ _____
- ☐ _____
- ☐ _____

Fresh Produce

- ☐ _____
- ☐ _____
- ☐ _____
- ☐ _____
- ☐ _____
- ☐ _____
- ☐ _____
- ☐ _____
- ☐ _____
- ☐ _____
- ☐ _____

Frozen Products

- ☐ _____
- ☐ _____
- ☐ _____
- ☐ _____
- ☐ _____
- ☐ _____
- ☐ _____
- ☐ _____

Canned & Non-perishables

- ☐ _____
- ☐ _____
- ☐ _____
- ☐ _____
- ☐ _____
- ☐ _____

Cleaning Supplies

- ☐ _____
- ☐ _____
- ☐ _____
- ☐ _____
- ☐ _____
- ☐ _____
- ☐ _____

Pets / Other

- ☐ _____
- ☐ _____
- ☐ _____
- ☐ _____
- ☐ _____
- ☐ _____

Weekly *Menu*

MONDAY

Breakfast	Lunch	Dinner

Note

TUESDAY

Breakfast	Lunch	Dinner

Note

WEDNESDAY

Breakfast	Lunch	Dinner

Note

THURSDAY

Breakfast	Lunch	Dinner

Note

FRIDAY

Breakfast	Lunch	Dinner

Note

SATURDAY

Breakfast	Lunch	Dinner

Note

SUNDAY

Breakfast	Lunch	Dinner

Note

NOTES

Grocery LIST

Meat, Fish & Poultry
- ☐
- ☐
- ☐
- ☐
- ☐
- ☐
- ☐

Fresh Produce
- ☐
- ☐
- ☐
- ☐
- ☐
- ☐
- ☐
- ☐
- ☐
- ☐

Canned & Non-perishables
- ☐
- ☐
- ☐
- ☐
- ☐
- ☐

Dairy
- ☐
- ☐
- ☐
- ☐
- ☐
- ☐
- ☐

Cleaning Supplies
- ☐
- ☐
- ☐
- ☐
- ☐
- ☐

Frozen Products
- ☐
- ☐
- ☐
- ☐
- ☐
- ☐
- ☐

Bakery
- ☐
- ☐
- ☐
- ☐
- ☐
- ☐
- ☐

Pets / Other
- ☐
- ☐
- ☐
- ☐
- ☐
- ☐

Weekly *Menu*

WEEK OF

MONDAY

Breakfast	Lunch	Dinner

Note

TUESDAY

Breakfast	Lunch	Dinner

Note

WEDNESDAY

Breakfast	Lunch	Dinner

Note

THURSDAY

Breakfast	Lunch	Dinner

Note

FRIDAY

Breakfast	Lunch	Dinner

Note

SATURDAY

Breakfast	Lunch	Dinner

Note

SUNDAY

Breakfast	Lunch	Dinner

Note

NOTES

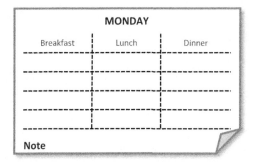
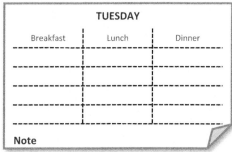
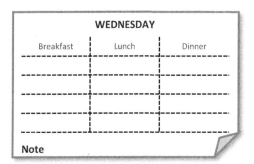
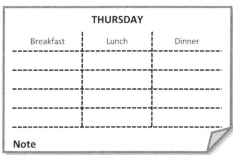
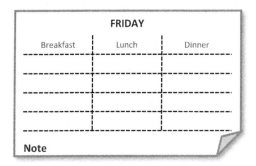
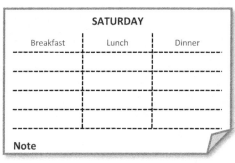

Grocery LIST

Meat, Fish & Poultry
- ☐
- ☐
- ☐
- ☐
- ☐
- ☐
- ☐

Fresh Produce
- ☐
- ☐
- ☐
- ☐
- ☐
- ☐
- ☐
- ☐
- ☐
- ☐

Canned & Non-perishables
- ☐
- ☐
- ☐
- ☐
- ☐
- ☐

Dairy
- ☐
- ☐
- ☐
- ☐
- ☐
- ☐
- ☐

Cleaning Supplies
- ☐
- ☐
- ☐
- ☐
- ☐
- ☐

Frozen Products
- ☐
- ☐
- ☐
- ☐
- ☐
- ☐
- ☐

Bakery
- ☐
- ☐
- ☐
- ☐
- ☐
- ☐

Pets / Other
- ☐
- ☐
- ☐
- ☐
- ☐

Weekly *Menu*

MONDAY

Breakfast	Lunch	Dinner

Note

TUESDAY

Breakfast	Lunch	Dinner

Note

WEDNESDAY

Breakfast	Lunch	Dinner

Note

THURSDAY

Breakfast	Lunch	Dinner

Note

FRIDAY

Breakfast	Lunch	Dinner

Note

SATURDAY

Breakfast	Lunch	Dinner

Note

SUNDAY

Breakfast	Lunch	Dinner

Note

NOTES

Grocery LIST

Meat, Fish & Poultry

- ☐ _____
- ☐ _____
- ☐ _____
- ☐ _____
- ☐ _____
- ☐ _____
- ☐ _____

Fresh Produce

- ☐ _____
- ☐ _____
- ☐ _____
- ☐ _____
- ☐ _____
- ☐ _____
- ☐ _____
- ☐ _____
- ☐ _____
- ☐ _____

Canned & Non-perishables

- ☐ _____
- ☐ _____
- ☐ _____
- ☐ _____
- ☐ _____
- ☐ _____

Dairy

- ☐ _____
- ☐ _____
- ☐ _____
- ☐ _____
- ☐ _____
- ☐ _____
- ☐ _____

Cleaning Supplies

- ☐ _____
- ☐ _____
- ☐ _____
- ☐ _____
- ☐ _____
- ☐ _____
- ☐ _____

Frozen Products

- ☐ _____
- ☐ _____
- ☐ _____
- ☐ _____
- ☐ _____
- ☐ _____
- ☐ _____
- ☐ _____

Bakery

- ☐ _____
- ☐ _____
- ☐ _____
- ☐ _____
- ☐ _____
- ☐ _____
- ☐ _____

Pets / Other

- ☐ _____
- ☐ _____
- ☐ _____
- ☐ _____
- ☐ _____
- ☐ _____

Weekly *Menu*

MONDAY

Breakfast	Lunch	Dinner

Note

TUESDAY

Breakfast	Lunch	Dinner

Note

WEDNESDAY

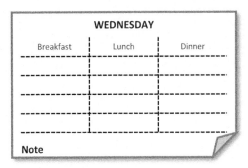

Breakfast	Lunch	Dinner

Note

THURSDAY

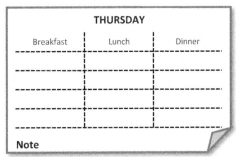

Breakfast	Lunch	Dinner

Note

FRIDAY

Breakfast	Lunch	Dinner

Note

SATURDAY

Breakfast	Lunch	Dinner

Note

SUNDAY

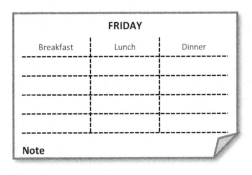

Breakfast	Lunch	Dinner

Note

NOTES

Grocery LIST

Meat, Fish & Poultry

- ☐ _____
- ☐ _____
- ☐ _____
- ☐ _____
- ☐ _____
- ☐ _____
- ☐ _____

Fresh Produce

- ☐ _____
- ☐ _____
- ☐ _____
- ☐ _____
- ☐ _____
- ☐ _____
- ☐ _____
- ☐ _____
- ☐ _____
- ☐ _____

Canned & Non-perishables

- ☐ _____
- ☐ _____
- ☐ _____
- ☐ _____
- ☐ _____
- ☐ _____

Dairy

- ☐ _____
- ☐ _____
- ☐ _____
- ☐ _____
- ☐ _____
- ☐ _____
- ☐ _____

Cleaning Supplies

- ☐ _____
- ☐ _____
- ☐ _____
- ☐ _____
- ☐ _____

Frozen Products

- ☐ _____
- ☐ _____
- ☐ _____
- ☐ _____
- ☐ _____
- ☐ _____
- ☐ _____
- ☐ _____

Bakery

- ☐ _____
- ☐ _____
- ☐ _____
- ☐ _____
- ☐ _____
- ☐ _____
- ☐ _____

Pets / Other

- ☐ _____
- ☐ _____
- ☐ _____
- ☐ _____
- ☐ _____
- ☐ _____

Weekly *Menu*

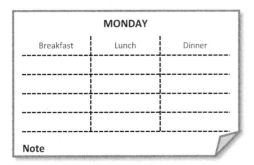

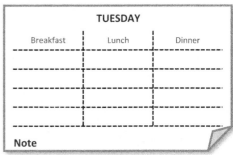

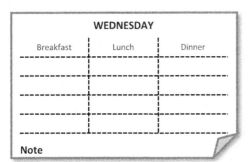

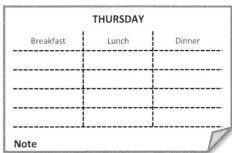

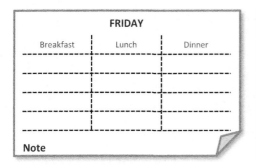

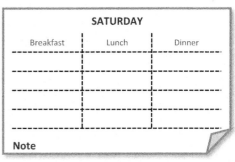

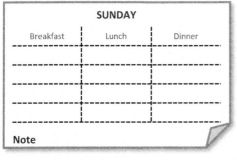

NOTES

Grocery LIST

Meat, Fish & Poultry
- ☐ _____
- ☐ _____
- ☐ _____
- ☐ _____
- ☐ _____
- ☐ _____
- ☐ _____

Fresh Produce
- ☐ _____
- ☐ _____
- ☐ _____
- ☐ _____
- ☐ _____
- ☐ _____
- ☐ _____
- ☐ _____
- ☐ _____
- ☐ _____

Canned & Non-perishables
- ☐ _____
- ☐ _____
- ☐ _____
- ☐ _____
- ☐ _____
- ☐ _____

Dairy
- ☐ _____
- ☐ _____
- ☐ _____
- ☐ _____
- ☐ _____
- ☐ _____
- ☐ _____

Cleaning Supplies
- ☐ _____
- ☐ _____
- ☐ _____
- ☐ _____
- ☐ _____
- ☐ _____

Frozen Products
- ☐ _____
- ☐ _____
- ☐ _____
- ☐ _____
- ☐ _____
- ☐ _____
- ☐ _____

Bakery
- ☐ _____
- ☐ _____
- ☐ _____
- ☐ _____
- ☐ _____
- ☐ _____
- ☐ _____

Pets / Other
- ☐ _____
- ☐ _____
- ☐ _____
- ☐ _____
- ☐ _____

Weekly *Menu*

MONDAY

Breakfast	Lunch	Dinner

Note

TUESDAY

Breakfast	Lunch	Dinner

Note

WEDNESDAY

Breakfast	Lunch	Dinner

Note

THURSDAY

Breakfast	Lunch	Dinner

Note

FRIDAY

Breakfast	Lunch	Dinner

Note

SATURDAY

Breakfast	Lunch	Dinner

Note

SUNDAY

Breakfast	Lunch	Dinner

Note

NOTES

Grocery LIST

Meat, Fish & Poultry
- ☐
- ☐
- ☐
- ☐
- ☐
- ☐
- ☐

Fresh Produce
- ☐
- ☐
- ☐
- ☐
- ☐
- ☐
- ☐
- ☐
- ☐
- ☐

Canned & Non-perishables
- ☐
- ☐
- ☐
- ☐
- ☐
- ☐

Dairy
- ☐
- ☐
- ☐
- ☐
- ☐
- ☐
- ☐

Cleaning Supplies
- ☐
- ☐
- ☐
- ☐
- ☐
- ☐
- ☐

Frozen Products
- ☐
- ☐
- ☐
- ☐
- ☐
- ☐
- ☐
- ☐

Bakery
- ☐
- ☐
- ☐
- ☐
- ☐
- ☐
- ☐

Pets / Other
- ☐
- ☐
- ☐
- ☐
- ☐
- ☐

Weekly *Menu*

MONDAY

Breakfast	Lunch	Dinner

Note

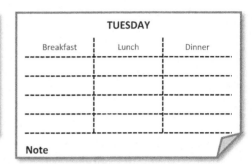

TUESDAY

Breakfast	Lunch	Dinner

Note

WEDNESDAY

Breakfast	Lunch	Dinner

Note

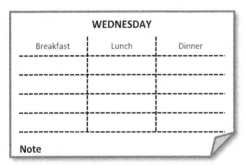

THURSDAY

Breakfast	Lunch	Dinner

Note

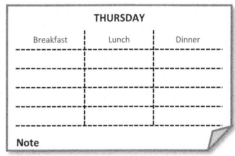

FRIDAY

Breakfast	Lunch	Dinner

Note

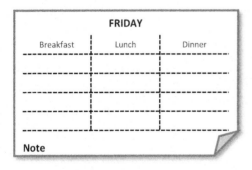

SATURDAY

Breakfast	Lunch	Dinner

Note

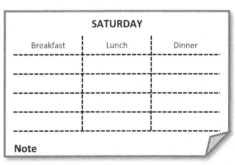

SUNDAY

Breakfast	Lunch	Dinner

Note

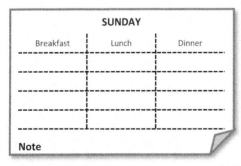

NOTES

Grocery LIST

Meat, Fish & Poultry

- ☐ _____
- ☐ _____
- ☐ _____
- ☐ _____
- ☐ _____
- ☐ _____
- ☐ _____

Fresh Produce

- ☐ _____
- ☐ _____
- ☐ _____
- ☐ _____
- ☐ _____
- ☐ _____
- ☐ _____
- ☐ _____
- ☐ _____
- ☐ _____

Canned & Non-perishables

- ☐ _____
- ☐ _____
- ☐ _____
- ☐ _____
- ☐ _____
- ☐ _____

Dairy

- ☐ _____
- ☐ _____
- ☐ _____
- ☐ _____
- ☐ _____
- ☐ _____
- ☐ _____

Frozen Products

- ☐ _____
- ☐ _____
- ☐ _____
- ☐ _____
- ☐ _____
- ☐ _____
- ☐ _____

Cleaning Supplies

- ☐ _____
- ☐ _____
- ☐ _____
- ☐ _____
- ☐ _____
- ☐ _____
- ☐ _____

Bakery

- ☐ _____
- ☐ _____
- ☐ _____
- ☐ _____
- ☐ _____
- ☐ _____
- ☐ _____

Pets / Other

- ☐ _____
- ☐ _____
- ☐ _____
- ☐ _____
- ☐ _____
- ☐ _____

Weekly *Menu*

WEEK OF

MONDAY

Breakfast	Lunch	Dinner

Note

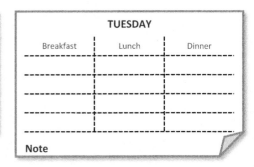

TUESDAY

Breakfast	Lunch	Dinner

Note

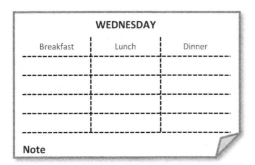

WEDNESDAY

Breakfast	Lunch	Dinner

Note

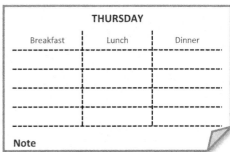

THURSDAY

Breakfast	Lunch	Dinner

Note

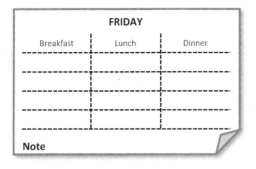

FRIDAY

Breakfast	Lunch	Dinner

Note

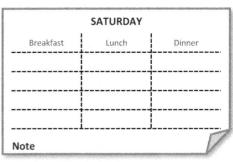

SATURDAY

Breakfast	Lunch	Dinner

Note

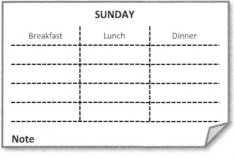

SUNDAY

Breakfast	Lunch	Dinner

Note

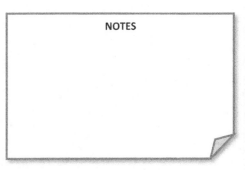

NOTES

Grocery LIST

Meat, Fish & Poultry
- ☐
- ☐
- ☐
- ☐
- ☐
- ☐
- ☐

Fresh Produce
- ☐
- ☐
- ☐
- ☐
- ☐
- ☐
- ☐
- ☐
- ☐
- ☐

Canned & Non-perishables
- ☐
- ☐
- ☐
- ☐
- ☐
- ☐

Dairy
- ☐
- ☐
- ☐
- ☐
- ☐
- ☐
- ☐

Cleaning Supplies
- ☐
- ☐
- ☐
- ☐
- ☐
- ☐

Frozen Products
- ☐
- ☐
- ☐
- ☐
- ☐
- ☐
- ☐
- ☐

Bakery
- ☐
- ☐
- ☐
- ☐
- ☐
- ☐
- ☐

Pets / Other
- ☐
- ☐
- ☐
- ☐
- ☐
- ☐

Weekly *Menu*

MONDAY

Breakfast	Lunch	Dinner

Note

TUESDAY

Breakfast	Lunch	Dinner

Note

WEDNESDAY

Breakfast	Lunch	Dinner

Note

THURSDAY

Breakfast	Lunch	Dinner

Note

FRIDAY

Breakfast	Lunch	Dinner

Note

SATURDAY

Breakfast	Lunch	Dinner

Note

SUNDAY

Breakfast	Lunch	Dinner

Note

NOTES

Grocery LIST

Meat, Fish & Poultry

- ☐ _____
- ☐ _____
- ☐ _____
- ☐ _____
- ☐ _____
- ☐ _____
- ☐ _____

Fresh Produce

- ☐ _____
- ☐ _____
- ☐ _____
- ☐ _____
- ☐ _____
- ☐ _____
- ☐ _____
- ☐ _____
- ☐ _____
- ☐ _____

Canned & Non-perishables

- ☐ _____
- ☐ _____
- ☐ _____
- ☐ _____
- ☐ _____
- ☐ _____

Dairy

- ☐ _____
- ☐ _____
- ☐ _____
- ☐ _____
- ☐ _____
- ☐ _____
- ☐ _____

Cleaning Supplies

- ☐ _____
- ☐ _____
- ☐ _____
- ☐ _____
- ☐ _____
- ☐ _____

Frozen Products

- ☐ _____
- ☐ _____
- ☐ _____
- ☐ _____
- ☐ _____
- ☐ _____
- ☐ _____
- ☐ _____

Bakery

- ☐ _____
- ☐ _____
- ☐ _____
- ☐ _____
- ☐ _____
- ☐ _____
- ☐ _____

Pets / Other

- ☐ _____
- ☐ _____
- ☐ _____
- ☐ _____
- ☐ _____
- ☐ _____

Weekly *Menu*

WEEK OF

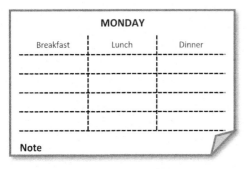

MONDAY

Breakfast	Lunch	Dinner

Note

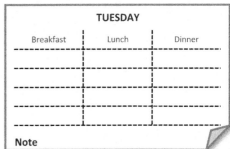

TUESDAY

Breakfast	Lunch	Dinner

Note

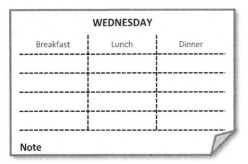

WEDNESDAY

Breakfast	Lunch	Dinner

Note

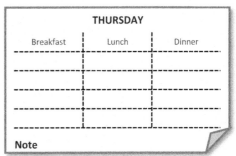

THURSDAY

Breakfast	Lunch	Dinner

Note

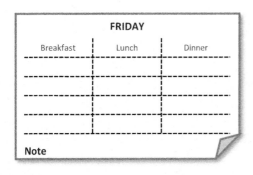

FRIDAY

Breakfast	Lunch	Dinner

Note

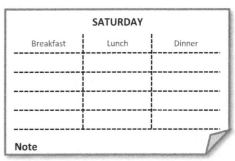

SATURDAY

Breakfast	Lunch	Dinner

Note

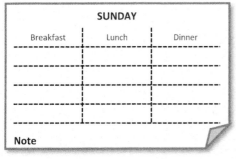

SUNDAY

Breakfast	Lunch	Dinner

Note

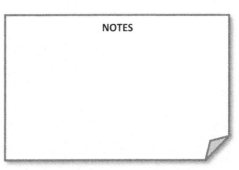

NOTES

Grocery LIST

Meat, Fish & Poultry
- ☐ _____
- ☐ _____
- ☐ _____
- ☐ _____
- ☐ _____
- ☐ _____
- ☐ _____

Fresh Produce
- ☐ _____
- ☐ _____
- ☐ _____
- ☐ _____
- ☐ _____
- ☐ _____
- ☐ _____
- ☐ _____
- ☐ _____
- ☐ _____

Canned & Non-perishables
- ☐ _____
- ☐ _____
- ☐ _____
- ☐ _____
- ☐ _____
- ☐ _____

Dairy
- ☐ _____
- ☐ _____
- ☐ _____
- ☐ _____
- ☐ _____
- ☐ _____
- ☐ _____

Cleaning Supplies
- ☐ _____
- ☐ _____
- ☐ _____
- ☐ _____
- ☐ _____
- ☐ _____
- ☐ _____

Frozen Products
- ☐ _____
- ☐ _____
- ☐ _____
- ☐ _____
- ☐ _____
- ☐ _____
- ☐ _____

Bakery
- ☐ _____
- ☐ _____
- ☐ _____
- ☐ _____
- ☐ _____
- ☐ _____
- ☐ _____

Pets / Other
- ☐ _____
- ☐ _____
- ☐ _____
- ☐ _____
- ☐ _____
- ☐ _____

Weekly *Menu*

MONDAY

Breakfast	Lunch	Dinner

Note

TUESDAY

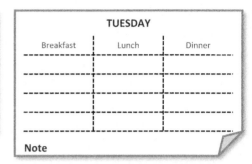

Breakfast	Lunch	Dinner

Note

WEDNESDAY

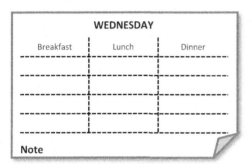

Breakfast	Lunch	Dinner

Note

THURSDAY

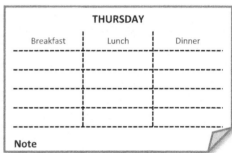

Breakfast	Lunch	Dinner

Note

FRIDAY

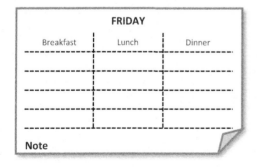

Breakfast	Lunch	Dinner

Note

SATURDAY

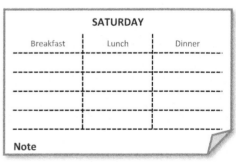

Breakfast	Lunch	Dinner

Note

SUNDAY

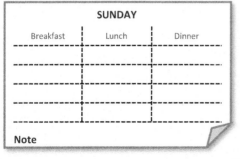

Breakfast	Lunch	Dinner

Note

NOTES

Grocery LIST

Meat, Fish & Poultry
☐
_____
☐
_____
☐
_____
☐
_____
☐
_____
☐
_____
☐
_____

Dairy
☐
_____
☐
_____
☐
_____
☐
_____
☐
_____
☐
_____
☐
_____

Bakery
☐
_____
☐
_____
☐
_____
☐
_____
☐
_____
☐
_____
☐
_____

Fresh Produce
☐
_____
☐
_____
☐
_____
☐
_____
☐
_____
☐
_____
☐
_____
☐
_____
☐
_____
☐
_____

Frozen Products
☐
_____
☐
_____
☐
_____
☐
_____
☐
_____
☐
_____
☐
_____

Canned & Non-perishables
☐
_____
☐
_____
☐
_____
☐
_____
☐
_____
☐
_____

Cleaning Supplies
☐
_____
☐
_____
☐
_____
☐
_____
☐
_____
☐
_____

Pets / Other
☐
_____
☐
_____
☐
_____
☐
_____
☐
_____
☐
_____

Weekly *Menu*

WEEK OF

MONDAY

Breakfast	Lunch	Dinner

Note

TUESDAY

Breakfast	Lunch	Dinner

Note

WEDNESDAY

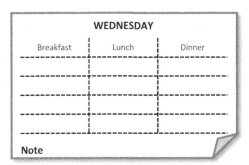

Breakfast	Lunch	Dinner

Note

THURSDAY

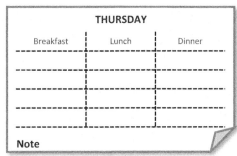

Breakfast	Lunch	Dinner

Note

FRIDAY

Breakfast	Lunch	Dinner

Note

SATURDAY

Breakfast	Lunch	Dinner

Note

SUNDAY

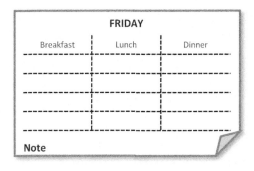

Breakfast	Lunch	Dinner

Note

NOTES

Grocery LIST

Meat, Fish & Poultry
- ☐
- ☐
- ☐
- ☐
- ☐
- ☐
- ☐

Fresh Produce
- ☐
- ☐
- ☐
- ☐
- ☐
- ☐
- ☐
- ☐
- ☐
- ☐

Canned & Non-perishables
- ☐
- ☐
- ☐
- ☐
- ☐
- ☐

Dairy
- ☐
- ☐
- ☐
- ☐
- ☐
- ☐
- ☐

Cleaning Supplies
- ☐
- ☐
- ☐
- ☐
- ☐
- ☐
- ☐

Frozen Products
- ☐
- ☐
- ☐
- ☐
- ☐
- ☐
- ☐
- ☐

Bakery
- ☐
- ☐
- ☐
- ☐
- ☐
- ☐
- ☐

Pets / Other
- ☐
- ☐
- ☐
- ☐
- ☐
- ☐

Weekly *Menu*

WEEK OF

MONDAY

Breakfast	Lunch	Dinner

Note

TUESDAY

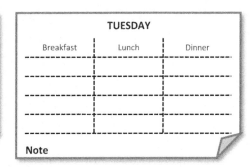

Breakfast	Lunch	Dinner

Note

WEDNESDAY

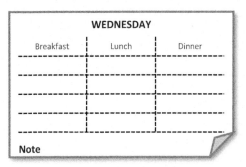

Breakfast	Lunch	Dinner

Note

THURSDAY

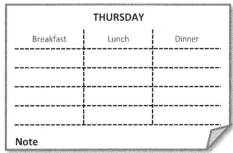

Breakfast	Lunch	Dinner

Note

FRIDAY

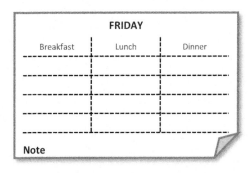

Breakfast	Lunch	Dinner

Note

SATURDAY

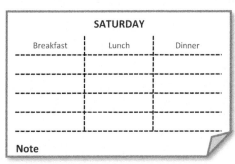

Breakfast	Lunch	Dinner

Note

SUNDAY

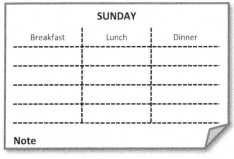

Breakfast	Lunch	Dinner

Note

NOTES

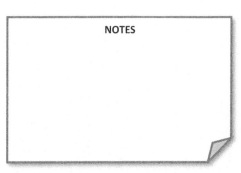

Grocery LIST

Meat, Fish & Poultry

- ☐ _____
- ☐ _____
- ☐ _____
- ☐ _____
- ☐ _____
- ☐ _____
- ☐ _____

Fresh Produce

- ☐ _____
- ☐ _____
- ☐ _____
- ☐ _____
- ☐ _____
- ☐ _____
- ☐ _____
- ☐ _____
- ☐ _____
- ☐ _____

Canned & Non-perishables

- ☐ _____
- ☐ _____
- ☐ _____
- ☐ _____
- ☐ _____
- ☐ _____

Dairy

- ☐ _____
- ☐ _____
- ☐ _____
- ☐ _____
- ☐ _____
- ☐ _____
- ☐ _____

Cleaning Supplies

- ☐ _____
- ☐ _____
- ☐ _____
- ☐ _____
- ☐ _____
- ☐ _____
- ☐ _____

Frozen Products

- ☐ _____
- ☐ _____
- ☐ _____
- ☐ _____
- ☐ _____
- ☐ _____
- ☐ _____
- ☐ _____

Bakery

- ☐ _____
- ☐ _____
- ☐ _____
- ☐ _____
- ☐ _____
- ☐ _____
- ☐ _____

Pets / Other

- ☐ _____
- ☐ _____
- ☐ _____
- ☐ _____
- ☐ _____
- ☐ _____
- ☐ _____

Weekly *Menu*

WEEK OF

MONDAY

Breakfast	Lunch	Dinner

Note

TUESDAY

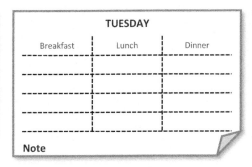

Breakfast	Lunch	Dinner

Note

WEDNESDAY

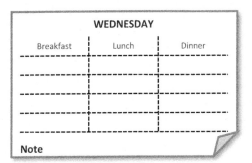

Breakfast	Lunch	Dinner

Note

THURSDAY

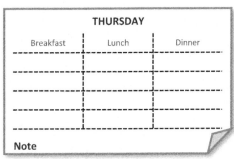

Breakfast	Lunch	Dinner

Note

FRIDAY

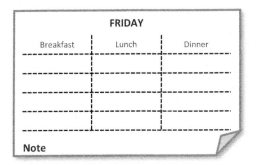

Breakfast	Lunch	Dinner

Note

SATURDAY

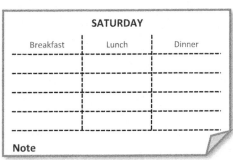

Breakfast	Lunch	Dinner

Note

SUNDAY

Breakfast	Lunch	Dinner

Note

NOTES

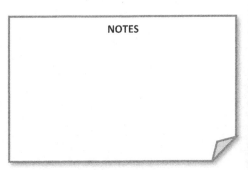

Grocery LIST

Meat, Fish & Poultry

- ☐
- ☐
- ☐
- ☐
- ☐
- ☐
- ☐

Fresh Produce

- ☐
- ☐
- ☐
- ☐
- ☐
- ☐
- ☐
- ☐
- ☐
- ☐

Canned & Non-perishables

- ☐
- ☐
- ☐
- ☐
- ☐
- ☐

Dairy

- ☐
- ☐
- ☐
- ☐
- ☐
- ☐
- ☐

Cleaning Supplies

- ☐
- ☐
- ☐
- ☐
- ☐

Bakery

- ☐
- ☐
- ☐
- ☐
- ☐
- ☐
- ☐

Frozen Products

- ☐
- ☐
- ☐
- ☐
- ☐
- ☐
- ☐
- ☐
- ☐

Pets / Other

- ☐
- ☐
- ☐
- ☐
- ☐
- ☐

Weekly *Menu*

MONDAY

Breakfast	Lunch	Dinner

Note

TUESDAY

Breakfast	Lunch	Dinner

Note

WEDNESDAY

Breakfast	Lunch	Dinner

Note

THURSDAY

Breakfast	Lunch	Dinner

Note

FRIDAY

Breakfast	Lunch	Dinner

Note

SATURDAY

Breakfast	Lunch	Dinner

Note

SUNDAY

Breakfast	Lunch	Dinner

Note

NOTES

Grocery LIST

Meat, Fish & Poultry

- ☐
- ☐
- ☐
- ☐
- ☐
- ☐
- ☐

Fresh Produce

- ☐
- ☐
- ☐
- ☐
- ☐
- ☐
- ☐
- ☐
- ☐
- ☐

Canned & Non-perishables

- ☐
- ☐
- ☐
- ☐
- ☐

Dairy

- ☐
- ☐
- ☐
- ☐
- ☐
- ☐
- ☐

Cleaning Supplies

- ☐
- ☐
- ☐
- ☐
- ☐
- ☐
- ☐

Frozen Products

- ☐
- ☐
- ☐
- ☐
- ☐
- ☐
- ☐
- ☐

Bakery

- ☐
- ☐
- ☐
- ☐
- ☐
- ☐
- ☐

Pets / Other

- ☐
- ☐
- ☐
- ☐
- ☐

Weekly *Menu*

MONDAY

Breakfast	Lunch	Dinner

Note

TUESDAY

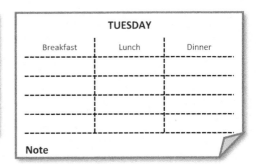

Breakfast	Lunch	Dinner

Note

WEDNESDAY

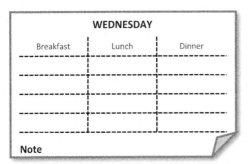

Breakfast	Lunch	Dinner

Note

THURSDAY

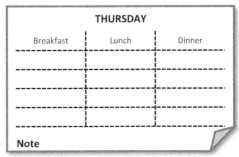

Breakfast	Lunch	Dinner

Note

FRIDAY

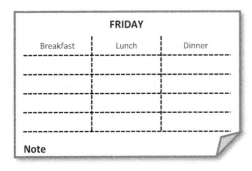

Breakfast	Lunch	Dinner

Note

SATURDAY

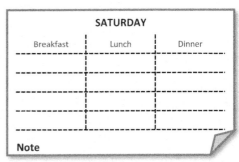

Breakfast	Lunch	Dinner

Note

SUNDAY

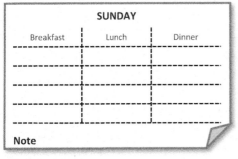

Breakfast	Lunch	Dinner

Note

NOTES

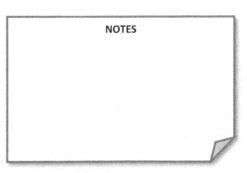

Grocery LIST

Meat, Fish & Poultry
- ☐
- ☐
- ☐
- ☐
- ☐
- ☐
- ☐

Fresh Produce
- ☐
- ☐
- ☐
- ☐
- ☐
- ☐
- ☐
- ☐
- ☐
- ☐

Canned & Non-perishables
- ☐
- ☐
- ☐
- ☐
- ☐
- ☐
- ☐

Dairy
- ☐
- ☐
- ☐
- ☐
- ☐
- ☐
- ☐

Cleaning Supplies
- ☐
- ☐
- ☐
- ☐
- ☐
- ☐
- ☐

Frozen Products
- ☐
- ☐
- ☐
- ☐
- ☐
- ☐
- ☐
- ☐

Bakery
- ☐
- ☐
- ☐
- ☐
- ☐
- ☐
- ☐

Pets / Other
- ☐
- ☐
- ☐
- ☐
- ☐

Weekly *Menu*

MONDAY

Breakfast	Lunch	Dinner

Note

TUESDAY

Breakfast	Lunch	Dinner

Note

WEDNESDAY

Breakfast	Lunch	Dinner

Note

THURSDAY

Breakfast	Lunch	Dinner

Note

FRIDAY

Breakfast	Lunch	Dinner

Note

SATURDAY

Breakfast	Lunch	Dinner

Note

SUNDAY

Breakfast	Lunch	Dinner

Note

NOTES

Grocery LIST

Meat, Fish & Poultry

- ☐ _____
- ☐ _____
- ☐ _____
- ☐ _____
- ☐ _____
- ☐ _____
- ☐ _____

Fresh Produce

- ☐ _____
- ☐ _____
- ☐ _____
- ☐ _____
- ☐ _____
- ☐ _____
- ☐ _____
- ☐ _____
- ☐ _____
- ☐ _____

Canned & Non-perishables

- ☐ _____
- ☐ _____
- ☐ _____
- ☐ _____
- ☐ _____
- ☐ _____

Dairy

- ☐ _____
- ☐ _____
- ☐ _____
- ☐ _____
- ☐ _____
- ☐ _____
- ☐ _____

Cleaning Supplies

- ☐ _____
- ☐ _____
- ☐ _____
- ☐ _____
- ☐ _____
- ☐ _____
- ☐ _____

Frozen Products

- ☐ _____
- ☐ _____
- ☐ _____
- ☐ _____
- ☐ _____
- ☐ _____
- ☐ _____

Bakery

- ☐ _____
- ☐ _____
- ☐ _____
- ☐ _____
- ☐ _____
- ☐ _____
- ☐ _____

Pets / Other

- ☐ _____
- ☐ _____
- ☐ _____
- ☐ _____
- ☐ _____
- ☐ _____

Weekly *Menu*

MONDAY

Breakfast	Lunch	Dinner

Note

TUESDAY

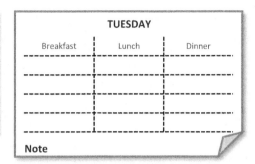

Breakfast	Lunch	Dinner

Note

WEDNESDAY

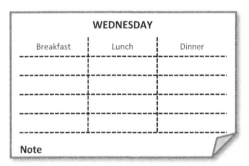

Breakfast	Lunch	Dinner

Note

THURSDAY

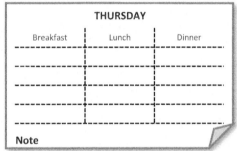

Breakfast	Lunch	Dinner

Note

FRIDAY

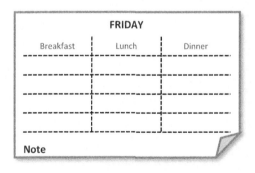

Breakfast	Lunch	Dinner

Note

SATURDAY

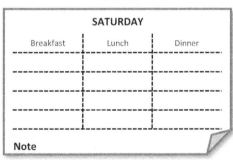

Breakfast	Lunch	Dinner

Note

SUNDAY

Breakfast	Lunch	Dinner

Note

NOTES

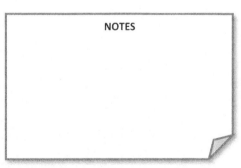

Grocery LIST

Meat, Fish & Poultry

- ☐ _____
- ☐ _____
- ☐ _____
- ☐ _____
- ☐ _____
- ☐ _____
- ☐ _____

Fresh Produce

- ☐ _____
- ☐ _____
- ☐ _____
- ☐ _____
- ☐ _____
- ☐ _____
- ☐ _____
- ☐ _____
- ☐ _____
- ☐ _____

Canned & Non-perishables

- ☐ _____
- ☐ _____
- ☐ _____
- ☐ _____
- ☐ _____
- ☐ _____

Dairy

- ☐ _____
- ☐ _____
- ☐ _____
- ☐ _____
- ☐ _____
- ☐ _____
- ☐ _____

Cleaning Supplies

- ☐ _____
- ☐ _____
- ☐ _____
- ☐ _____
- ☐ _____
- ☐ _____

Frozen Products

- ☐ _____
- ☐ _____
- ☐ _____
- ☐ _____
- ☐ _____
- ☐ _____
- ☐ _____
- ☐ _____

Bakery

- ☐ _____
- ☐ _____
- ☐ _____
- ☐ _____
- ☐ _____
- ☐ _____

Pets / Other

- ☐ _____
- ☐ _____
- ☐ _____
- ☐ _____
- ☐ _____
- ☐ _____

Weekly *Menu*

MONDAY

Breakfast	Lunch	Dinner

Note

TUESDAY

Breakfast	Lunch	Dinner

Note

WEDNESDAY

Breakfast	Lunch	Dinner

Note

THURSDAY

Breakfast	Lunch	Dinner

Note

FRIDAY

Breakfast	Lunch	Dinner

Note

SATURDAY

Breakfast	Lunch	Dinner

Note

SUNDAY

Breakfast	Lunch	Dinner

Note

NOTES

Grocery LIST

Meat, Fish & Poultry
- ☐ _____
- ☐ _____
- ☐ _____
- ☐ _____
- ☐ _____
- ☐ _____
- ☐ _____

Fresh Produce
- ☐ _____
- ☐ _____
- ☐ _____
- ☐ _____
- ☐ _____
- ☐ _____
- ☐ _____
- ☐ _____
- ☐ _____
- ☐ _____

Canned & Non-perishables
- ☐ _____
- ☐ _____
- ☐ _____
- ☐ _____
- ☐ _____
- ☐ _____

Dairy
- ☐ _____
- ☐ _____
- ☐ _____
- ☐ _____
- ☐ _____
- ☐ _____
- ☐ _____

Cleaning Supplies
- ☐ _____
- ☐ _____
- ☐ _____
- ☐ _____
- ☐ _____
- ☐ _____

Frozen Products
- ☐ _____
- ☐ _____
- ☐ _____
- ☐ _____
- ☐ _____
- ☐ _____
- ☐ _____

Bakery
- ☐ _____
- ☐ _____
- ☐ _____
- ☐ _____
- ☐ _____
- ☐ _____
- ☐ _____

Pets / Other
- ☐ _____
- ☐ _____
- ☐ _____
- ☐ _____
- ☐ _____
- ☐ _____

Weekly *Menu*

WEEK OF

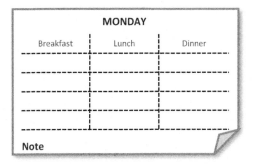

MONDAY

Breakfast	Lunch	Dinner

Note

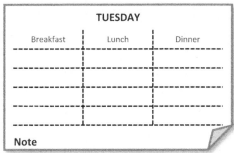

TUESDAY

Breakfast	Lunch	Dinner

Note

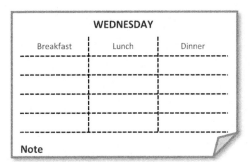

WEDNESDAY

Breakfast	Lunch	Dinner

Note

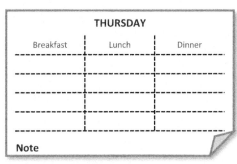

THURSDAY

Breakfast	Lunch	Dinner

Note

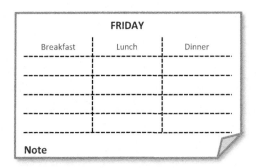

FRIDAY

Breakfast	Lunch	Dinner

Note

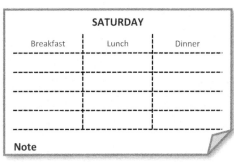

SATURDAY

Breakfast	Lunch	Dinner

Note

SUNDAY

Breakfast	Lunch	Dinner

Note

NOTES

Grocery LIST

Meat, Fish & Poultry

- ☐ _____
- ☐ _____
- ☐ _____
- ☐ _____
- ☐ _____
- ☐ _____
- ☐ _____

Fresh Produce

- ☐ _____
- ☐ _____
- ☐ _____
- ☐ _____
- ☐ _____
- ☐ _____
- ☐ _____
- ☐ _____
- ☐ _____
- ☐ _____

Canned & Non-perishables

- ☐ _____
- ☐ _____
- ☐ _____
- ☐ _____
- ☐ _____
- ☐ _____

Dairy

- ☐ _____
- ☐ _____
- ☐ _____
- ☐ _____
- ☐ _____
- ☐ _____
- ☐ _____

Cleaning Supplies

- ☐ _____
- ☐ _____
- ☐ _____
- ☐ _____
- ☐ _____
- ☐ _____
- ☐ _____

Frozen Products

- ☐ _____
- ☐ _____
- ☐ _____
- ☐ _____
- ☐ _____
- ☐ _____
- ☐ _____
- ☐ _____

Bakery

- ☐ _____
- ☐ _____
- ☐ _____
- ☐ _____
- ☐ _____
- ☐ _____
- ☐ _____

Pets / Other

- ☐ _____
- ☐ _____
- ☐ _____
- ☐ _____
- ☐ _____
- ☐ _____

Weekly *Menu*

MONDAY

Breakfast	Lunch	Dinner

Note

TUESDAY

Breakfast	Lunch	Dinner

Note

WEDNESDAY

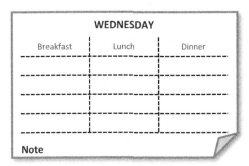

Breakfast	Lunch	Dinner

Note

THURSDAY

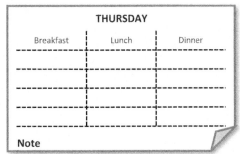

Breakfast	Lunch	Dinner

Note

FRIDAY

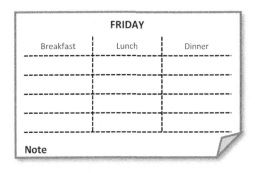

Breakfast	Lunch	Dinner

Note

SATURDAY

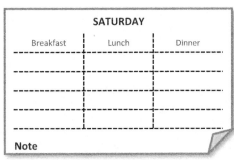

Breakfast	Lunch	Dinner

Note

SUNDAY

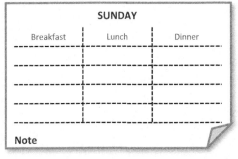

Breakfast	Lunch	Dinner

Note

NOTES

Grocery LIST

Meat, Fish & Poultry
- ☐ _____
- ☐ _____
- ☐ _____
- ☐ _____
- ☐ _____
- ☐ _____
- ☐ _____

Fresh Produce
- ☐ _____
- ☐ _____
- ☐ _____
- ☐ _____
- ☐ _____
- ☐ _____
- ☐ _____
- ☐ _____
- ☐ _____
- ☐ _____

Canned & Non-perishables
- ☐ _____
- ☐ _____
- ☐ _____
- ☐ _____
- ☐ _____
- ☐ _____

Dairy
- ☐ _____
- ☐ _____
- ☐ _____
- ☐ _____
- ☐ _____
- ☐ _____
- ☐ _____

Cleaning Supplies
- ☐ _____
- ☐ _____
- ☐ _____
- ☐ _____
- ☐ _____
- ☐ _____

Frozen Products
- ☐ _____
- ☐ _____
- ☐ _____
- ☐ _____
- ☐ _____
- ☐ _____
- ☐ _____
- ☐ _____

Bakery
- ☐ _____
- ☐ _____
- ☐ _____
- ☐ _____
- ☐ _____
- ☐ _____
- ☐ _____

Pets / Other
- ☐ _____
- ☐ _____
- ☐ _____
- ☐ _____
- ☐ _____
- ☐ _____

Weekly *Menu*

WEEK OF

MONDAY

Breakfast	Lunch	Dinner

Note

TUESDAY

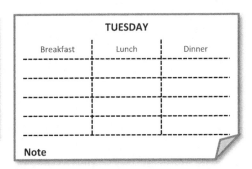

Breakfast	Lunch	Dinner

Note

WEDNESDAY

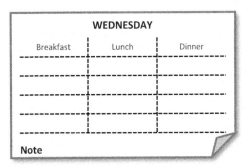

Breakfast	Lunch	Dinner

Note

THURSDAY

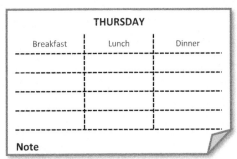

Breakfast	Lunch	Dinner

Note

FRIDAY

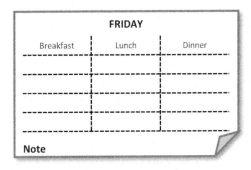

Breakfast	Lunch	Dinner

Note

SATURDAY

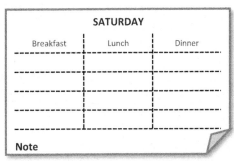

Breakfast	Lunch	Dinner

Note

SUNDAY

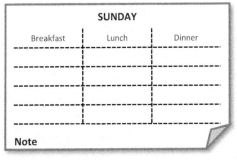

Breakfast	Lunch	Dinner

Note

NOTES

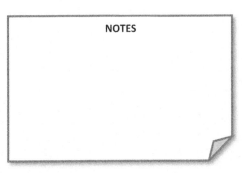

Grocery LIST

Meat, Fish & Poultry

- ☐ _____
- ☐ _____
- ☐ _____
- ☐ _____
- ☐ _____
- ☐ _____
- ☐ _____

Fresh Produce

- ☐ _____
- ☐ _____
- ☐ _____
- ☐ _____
- ☐ _____
- ☐ _____
- ☐ _____
- ☐ _____
- ☐ _____
- ☐ _____

Canned & Non-perishables

- ☐ _____
- ☐ _____
- ☐ _____
- ☐ _____
- ☐ _____
- ☐ _____

Dairy

- ☐ _____
- ☐ _____
- ☐ _____
- ☐ _____
- ☐ _____
- ☐ _____
- ☐ _____

Cleaning Supplies

- ☐ _____
- ☐ _____
- ☐ _____
- ☐ _____
- ☐ _____
- ☐ _____
- ☐ _____

Frozen Products

- ☐ _____
- ☐ _____
- ☐ _____
- ☐ _____
- ☐ _____
- ☐ _____
- ☐ _____
- ☐ _____

Bakery

- ☐ _____
- ☐ _____
- ☐ _____
- ☐ _____
- ☐ _____
- ☐ _____
- ☐ _____

Pets / Other

- ☐ _____
- ☐ _____
- ☐ _____
- ☐ _____
- ☐ _____
- ☐ _____
- ☐ _____

Weekly *Menu*

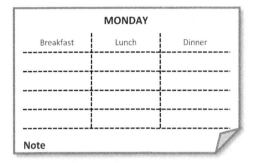

MONDAY

Breakfast	Lunch	Dinner

Note

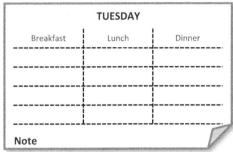

TUESDAY

Breakfast	Lunch	Dinner

Note

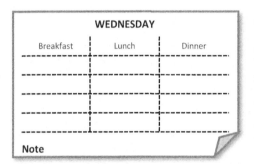

WEDNESDAY

Breakfast	Lunch	Dinner

Note

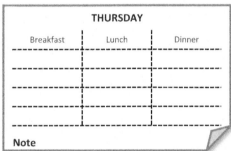

THURSDAY

Breakfast	Lunch	Dinner

Note

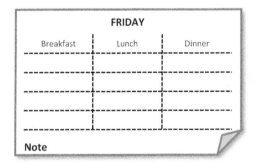

FRIDAY

Breakfast	Lunch	Dinner

Note

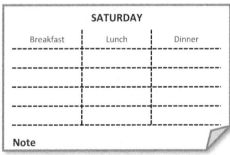

SATURDAY

Breakfast	Lunch	Dinner

Note

SUNDAY

Breakfast	Lunch	Dinner

Note

NOTES

Grocery LIST

Meat, Fish & Poultry
☐
_____
☐
_____
☐
_____
☐
_____
☐
_____
☐
_____
☐
_____

Fresh Produce
☐
_____
☐
_____
☐
_____
☐
_____
☐
_____
☐
_____
☐
_____
☐
_____
☐
_____
☐
_____

Canned & Non-perishables
☐
_____
☐
_____
☐
_____
☐
_____
☐
_____
☐
_____

Dairy
☐
_____
☐
_____
☐
_____
☐
_____
☐
_____
☐
_____
☐
_____

Cleaning Supplies
☐
_____
☐
_____
☐
_____
☐
_____
☐
_____
☐
_____
☐
_____

Frozen Products
☐
_____
☐
_____
☐
_____
☐
_____
☐
_____
☐
_____
☐
_____
☐
_____

Bakery
☐
_____
☐
_____
☐
_____
☐
_____
☐
_____
☐
_____
☐
_____

Pets / Other
☐
_____
☐
_____
☐
_____
☐
_____
☐
_____
☐
_____
☐
_____

Weekly *Menu*

MONDAY

Breakfast	Lunch	Dinner

Note

TUESDAY

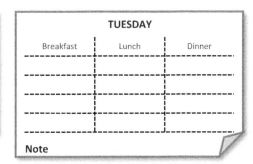

Breakfast	Lunch	Dinner

Note

WEDNESDAY

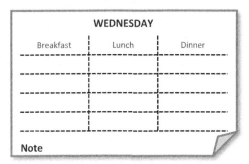

Breakfast	Lunch	Dinner

Note

THURSDAY

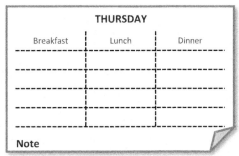

Breakfast	Lunch	Dinner

Note

FRIDAY

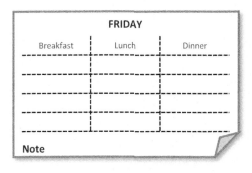

Breakfast	Lunch	Dinner

Note

SATURDAY

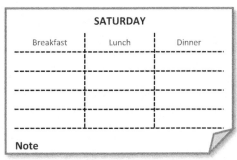

Breakfast	Lunch	Dinner

Note

SUNDAY

Breakfast	Lunch	Dinner

Note

NOTES

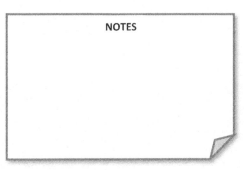

Grocery LIST

Meat, Fish & Poultry

- ☐ _____
- ☐ _____
- ☐ _____
- ☐ _____
- ☐ _____
- ☐ _____
- ☐ _____

Fresh Produce

- ☐ _____
- ☐ _____
- ☐ _____
- ☐ _____
- ☐ _____
- ☐ _____
- ☐ _____
- ☐ _____
- ☐ _____
- ☐ _____

Canned & Non-perishables

- ☐ _____
- ☐ _____
- ☐ _____
- ☐ _____
- ☐ _____
- ☐ _____

Dairy

- ☐ _____
- ☐ _____
- ☐ _____
- ☐ _____
- ☐ _____
- ☐ _____
- ☐ _____

Cleaning Supplies

- ☐ _____
- ☐ _____
- ☐ _____
- ☐ _____
- ☐ _____
- ☐ _____
- ☐ _____

Frozen Products

- ☐ _____
- ☐ _____
- ☐ _____
- ☐ _____
- ☐ _____
- ☐ _____
- ☐ _____
- ☐ _____

Bakery

- ☐ _____
- ☐ _____
- ☐ _____
- ☐ _____
- ☐ _____
- ☐ _____
- ☐ _____

Pets / Other

- ☐ _____
- ☐ _____
- ☐ _____
- ☐ _____
- ☐ _____
- ☐ _____

Weekly *Menu*

MONDAY

Breakfast	Lunch	Dinner

Note

TUESDAY

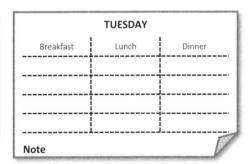

Breakfast	Lunch	Dinner

Note

WEDNESDAY

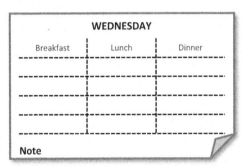

Breakfast	Lunch	Dinner

Note

THURSDAY

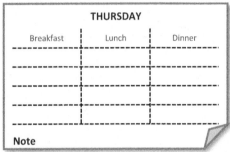

Breakfast	Lunch	Dinner

Note

FRIDAY

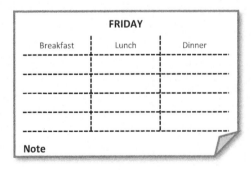

Breakfast	Lunch	Dinner

Note

SATURDAY

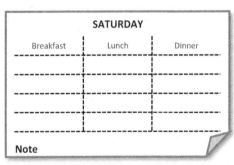

Breakfast	Lunch	Dinner

Note

SUNDAY

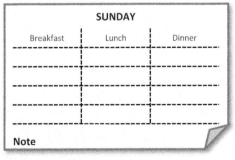

Breakfast	Lunch	Dinner

Note

NOTES

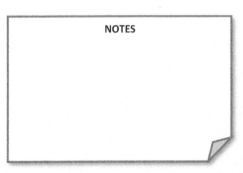

Grocery LIST

Meat, Fish & Poultry

- ☐
- ☐
- ☐
- ☐
- ☐
- ☐
- ☐

Fresh Produce

- ☐
- ☐
- ☐
- ☐
- ☐
- ☐
- ☐
- ☐
- ☐
- ☐

Canned & Non-perishables

- ☐
- ☐
- ☐
- ☐
- ☐

Dairy

- ☐
- ☐
- ☐
- ☐
- ☐
- ☐
- ☐

Cleaning Supplies

- ☐
- ☐
- ☐
- ☐
- ☐
- ☐
- ☐

Frozen Products

- ☐
- ☐
- ☐
- ☐
- ☐
- ☐
- ☐
- ☐

Bakery

- ☐
- ☐
- ☐
- ☐
- ☐
- ☐
- ☐

Pets / Other

- ☐
- ☐
- ☐
- ☐
- ☐
- ☐

Weekly *Menu*

MONDAY

Breakfast	Lunch	Dinner

Note

TUESDAY

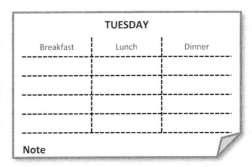

Breakfast	Lunch	Dinner

Note

WEDNESDAY

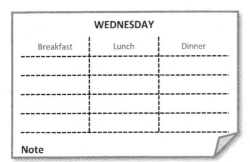

Breakfast	Lunch	Dinner

Note

THURSDAY

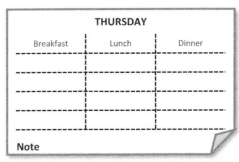

Breakfast	Lunch	Dinner

Note

FRIDAY

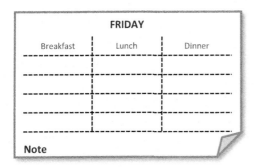

Breakfast	Lunch	Dinner

Note

SATURDAY

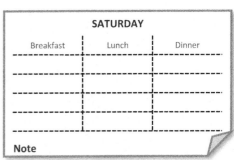

Breakfast	Lunch	Dinner

Note

SUNDAY

Breakfast	Lunch	Dinner

Note

NOTES

Grocery LIST

Meat, Fish & Poultry

- ☐ _____
- ☐ _____
- ☐ _____
- ☐ _____
- ☐ _____
- ☐ _____
- ☐ _____

Fresh Produce

- ☐ _____
- ☐ _____
- ☐ _____
- ☐ _____
- ☐ _____
- ☐ _____
- ☐ _____
- ☐ _____
- ☐ _____
- ☐ _____

Canned & Non-perishables

- ☐ _____
- ☐ _____
- ☐ _____
- ☐ _____
- ☐ _____
- ☐ _____
- ☐ _____

Dairy

- ☐ _____
- ☐ _____
- ☐ _____
- ☐ _____
- ☐ _____
- ☐ _____
- ☐ _____

Cleaning Supplies

- ☐ _____
- ☐ _____
- ☐ _____
- ☐ _____
- ☐ _____
- ☐ _____

Frozen Products

- ☐ _____
- ☐ _____
- ☐ _____
- ☐ _____
- ☐ _____
- ☐ _____
- ☐ _____

Bakery

- ☐ _____
- ☐ _____
- ☐ _____
- ☐ _____
- ☐ _____
- ☐ _____
- ☐ _____

Pets / Other

- ☐ _____
- ☐ _____
- ☐ _____
- ☐ _____
- ☐ _____
- ☐ _____

Weekly *Menu*

WEEK OF

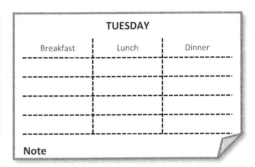

MONDAY

Breakfast	Lunch	Dinner

Note

TUESDAY

Breakfast	Lunch	Dinner

Note

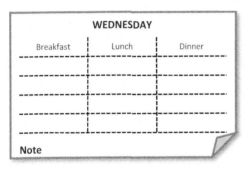

WEDNESDAY

Breakfast	Lunch	Dinner

Note

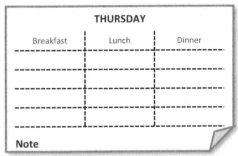

THURSDAY

Breakfast	Lunch	Dinner

Note

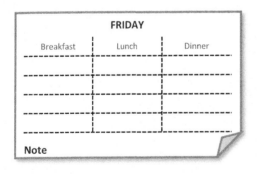

FRIDAY

Breakfast	Lunch	Dinner

Note

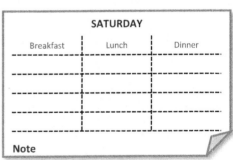

SATURDAY

Breakfast	Lunch	Dinner

Note

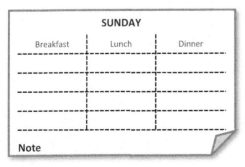

SUNDAY

Breakfast	Lunch	Dinner

Note

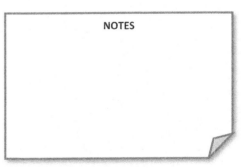

NOTES

Grocery LIST

Meat, Fish & Poultry

- ☐ _____
- ☐ _____
- ☐ _____
- ☐ _____
- ☐ _____
- ☐ _____
- ☐ _____

Fresh Produce

- ☐ _____
- ☐ _____
- ☐ _____
- ☐ _____
- ☐ _____
- ☐ _____
- ☐ _____
- ☐ _____
- ☐ _____

Canned & Non-perishables

- ☐ _____
- ☐ _____
- ☐ _____
- ☐ _____
- ☐ _____
- ☐ _____

Dairy

- ☐ _____
- ☐ _____
- ☐ _____
- ☐ _____
- ☐ _____
- ☐ _____
- ☐ _____

Cleaning Supplies

- ☐ _____
- ☐ _____
- ☐ _____
- ☐ _____
- ☐ _____
- ☐ _____

Frozen Products

- ☐ _____
- ☐ _____
- ☐ _____
- ☐ _____
- ☐ _____
- ☐ _____
- ☐ _____

Bakery

- ☐ _____
- ☐ _____
- ☐ _____
- ☐ _____
- ☐ _____
- ☐ _____
- ☐ _____

Pets / Other

- ☐ _____
- ☐ _____
- ☐ _____
- ☐ _____
- ☐ _____
- ☐ _____

Weekly *Menu*

MONDAY

Breakfast	Lunch	Dinner

Note

TUESDAY

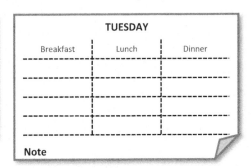

Breakfast	Lunch	Dinner

Note

WEDNESDAY

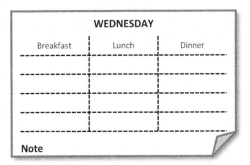

Breakfast	Lunch	Dinner

Note

THURSDAY

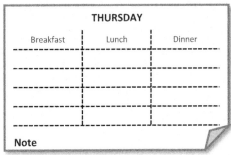

Breakfast	Lunch	Dinner

Note

FRIDAY

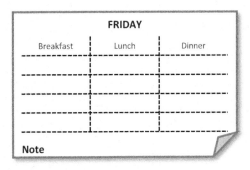

Breakfast	Lunch	Dinner

Note

SATURDAY

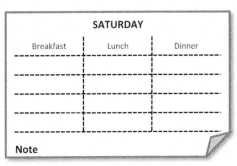

Breakfast	Lunch	Dinner

Note

SUNDAY

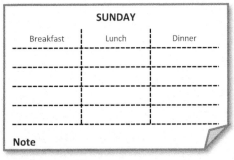

Breakfast	Lunch	Dinner

Note

NOTES

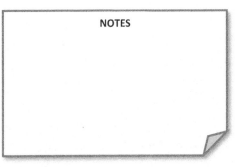

Grocery LIST

Meat, Fish & Poultry
- ☐
- ☐
- ☐
- ☐
- ☐
- ☐
- ☐

Fresh Produce
- ☐
- ☐
- ☐
- ☐
- ☐
- ☐
- ☐
- ☐
- ☐
- ☐

Canned & Non-perishables
- ☐
- ☐
- ☐
- ☐
- ☐
- ☐

Dairy
- ☐
- ☐
- ☐
- ☐
- ☐
- ☐
- ☐

Cleaning Supplies
- ☐
- ☐
- ☐
- ☐
- ☐
- ☐
- ☐

Frozen Products
- ☐
- ☐
- ☐
- ☐
- ☐
- ☐
- ☐
- ☐
- ☐

Bakery
- ☐
- ☐
- ☐
- ☐
- ☐
- ☐
- ☐

Pets / Other
- ☐
- ☐
- ☐
- ☐
- ☐
- ☐
- ☐

Weekly *Menu*

MONDAY

Breakfast	Lunch	Dinner

Note

TUESDAY

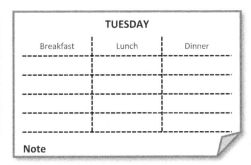

Breakfast	Lunch	Dinner

Note

WEDNESDAY

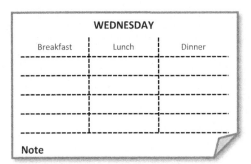

Breakfast	Lunch	Dinner

Note

THURSDAY

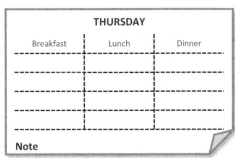

Breakfast	Lunch	Dinner

Note

FRIDAY

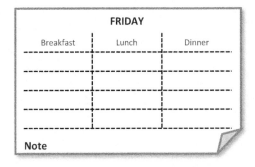

Breakfast	Lunch	Dinner

Note

SATURDAY

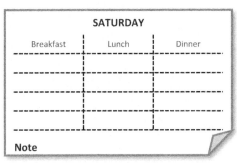

Breakfast	Lunch	Dinner

Note

SUNDAY

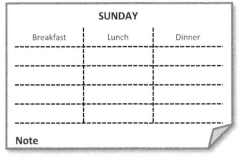

Breakfast	Lunch	Dinner

Note

NOTES

101

Grocery LIST

Meat, Fish & Poultry

- ☐ _____
- ☐ _____
- ☐ _____
- ☐ _____
- ☐ _____
- ☐ _____
- ☐ _____

Fresh Produce

- ☐ _____
- ☐ _____
- ☐ _____
- ☐ _____
- ☐ _____
- ☐ _____
- ☐ _____
- ☐ _____
- ☐ _____
- ☐ _____

Canned & Non-perishables

- ☐ _____
- ☐ _____
- ☐ _____
- ☐ _____
- ☐ _____
- ☐ _____

Dairy

- ☐ _____
- ☐ _____
- ☐ _____
- ☐ _____
- ☐ _____
- ☐ _____
- ☐ _____

Cleaning Supplies

- ☐ _____
- ☐ _____
- ☐ _____
- ☐ _____
- ☐ _____
- ☐ _____

Frozen Products

- ☐ _____
- ☐ _____
- ☐ _____
- ☐ _____
- ☐ _____
- ☐ _____
- ☐ _____
- ☐ _____

Bakery

- ☐ _____
- ☐ _____
- ☐ _____
- ☐ _____
- ☐ _____
- ☐ _____
- ☐ _____

Pets / Other

- ☐ _____
- ☐ _____
- ☐ _____
- ☐ _____
- ☐ _____
- ☐ _____

Weekly *Menu*

MONDAY

Breakfast	Lunch	Dinner

Note

TUESDAY

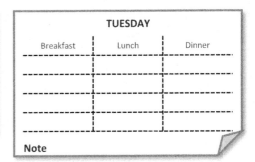

Breakfast	Lunch	Dinner

Note

WEDNESDAY

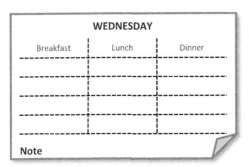

Breakfast	Lunch	Dinner

Note

THURSDAY

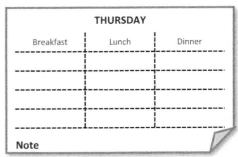

Breakfast	Lunch	Dinner

Note

FRIDAY

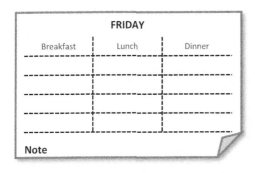

Breakfast	Lunch	Dinner

Note

SATURDAY

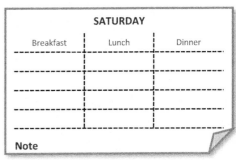

Breakfast	Lunch	Dinner

Note

SUNDAY

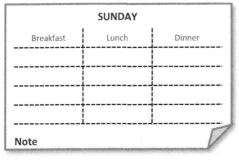

Breakfast	Lunch	Dinner

Note

NOTES

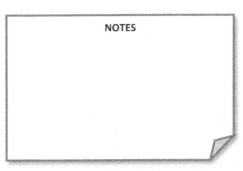

Grocery LIST

Meat, Fish & Poultry

- ☐
- ☐
- ☐
- ☐
- ☐
- ☐
- ☐

Fresh Produce

- ☐
- ☐
- ☐
- ☐
- ☐
- ☐
- ☐
- ☐
- ☐
- ☐

Canned & Non-perishables

- ☐
- ☐
- ☐
- ☐
- ☐
- ☐

Dairy

- ☐
- ☐
- ☐
- ☐
- ☐
- ☐
- ☐

Cleaning Supplies

- ☐
- ☐
- ☐
- ☐
- ☐
- ☐

Frozen Products

- ☐
- ☐
- ☐
- ☐
- ☐
- ☐
- ☐

Bakery

- ☐
- ☐
- ☐
- ☐
- ☐
- ☐
- ☐

Pets / Other

- ☐
- ☐
- ☐
- ☐
- ☐
- ☐

Weekly *Menu*

MONDAY

Breakfast	Lunch	Dinner

Note

TUESDAY

Breakfast	Lunch	Dinner

Note

WEDNESDAY

Breakfast	Lunch	Dinner

Note

THURSDAY

Breakfast	Lunch	Dinner

Note

FRIDAY

Breakfast	Lunch	Dinner

Note

SATURDAY

Breakfast	Lunch	Dinner

Note

SUNDAY

Breakfast	Lunch	Dinner

Note

NOTES

Grocery LIST

Meat, Fish & Poultry
- ☐ _____
- ☐ _____
- ☐ _____
- ☐ _____
- ☐ _____
- ☐ _____
- ☐ _____

Fresh Produce
- ☐ _____
- ☐ _____
- ☐ _____
- ☐ _____
- ☐ _____
- ☐ _____
- ☐ _____
- ☐ _____
- ☐ _____
- ☐ _____

Canned & Non-perishables
- ☐ _____
- ☐ _____
- ☐ _____
- ☐ _____
- ☐ _____
- ☐ _____

Dairy
- ☐ _____
- ☐ _____
- ☐ _____
- ☐ _____
- ☐ _____
- ☐ _____
- ☐ _____

Cleaning Supplies
- ☐ _____
- ☐ _____
- ☐ _____
- ☐ _____
- ☐ _____
- ☐ _____
- ☐ _____

Frozen Products
- ☐ _____
- ☐ _____
- ☐ _____
- ☐ _____
- ☐ _____
- ☐ _____
- ☐ _____
- ☐ _____

Bakery
- ☐ _____
- ☐ _____
- ☐ _____
- ☐ _____
- ☐ _____
- ☐ _____
- ☐ _____

Pets / Other
- ☐ _____
- ☐ _____
- ☐ _____
- ☐ _____
- ☐ _____
- ☐ _____
- ☐ _____

Weekly *Menu*

MONDAY

Breakfast	Lunch	Dinner

Note

TUESDAY

Breakfast	Lunch	Dinner

Note

WEDNESDAY

Breakfast	Lunch	Dinner

Note

THURSDAY

Breakfast	Lunch	Dinner

Note

FRIDAY

Breakfast	Lunch	Dinner

Note

SATURDAY

Breakfast	Lunch	Dinner

Note

SUNDAY

Breakfast	Lunch	Dinner

Note

NOTES

Grocery LIST

Meat, Fish & Poultry

- ☐
- ☐
- ☐
- ☐
- ☐
- ☐
- ☐

Fresh Produce

- ☐
- ☐
- ☐
- ☐
- ☐
- ☐
- ☐
- ☐
- ☐

Canned & Non-perishables

- ☐
- ☐
- ☐
- ☐
- ☐
- ☐

Dairy

- ☐
- ☐
- ☐
- ☐
- ☐
- ☐
- ☐

Cleaning Supplies

- ☐
- ☐
- ☐
- ☐
- ☐
- ☐
- ☐

Frozen Products

- ☐
- ☐
- ☐
- ☐
- ☐
- ☐
- ☐
- ☐

Bakery

- ☐
- ☐
- ☐
- ☐
- ☐
- ☐
- ☐

Pets / Other

- ☐
- ☐
- ☐
- ☐
- ☐
- ☐

Weekly *Menu*

MONDAY

Breakfast	Lunch	Dinner

Note

TUESDAY

Breakfast	Lunch	Dinner

Note

WEDNESDAY

Breakfast	Lunch	Dinner

Note

THURSDAY

Breakfast	Lunch	Dinner

Note

FRIDAY

Breakfast	Lunch	Dinner

Note

SATURDAY

Breakfast	Lunch	Dinner

Note

SUNDAY

Breakfast	Lunch	Dinner

Note

NOTES

Grocery LIST

Meat, Fish & Poultry

- ☐
- ☐
- ☐
- ☐
- ☐
- ☐
- ☐

Fresh Produce

- ☐
- ☐
- ☐
- ☐
- ☐
- ☐
- ☐
- ☐
- ☐
- ☐

Canned & Non-perishables

- ☐
- ☐
- ☐
- ☐
- ☐
- ☐

Dairy

- ☐
- ☐
- ☐
- ☐
- ☐
- ☐
- ☐

Cleaning Supplies

- ☐
- ☐
- ☐
- ☐
- ☐
- ☐
- ☐

Frozen Products

- ☐
- ☐
- ☐
- ☐
- ☐
- ☐
- ☐
- ☐
- ☐

Bakery

- ☐
- ☐
- ☐
- ☐
- ☐
- ☐
- ☐

Pets / Other

- ☐
- ☐
- ☐
- ☐
- ☐
- ☐

Weekly *Menu*

MONDAY

Breakfast	Lunch	Dinner

Note

TUESDAY

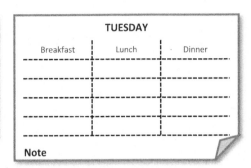

Breakfast	Lunch	Dinner

Note

WEDNESDAY

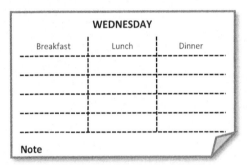

Breakfast	Lunch	Dinner

Note

THURSDAY

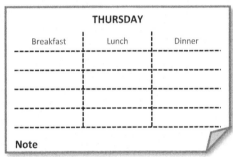

Breakfast	Lunch	Dinner

Note

FRIDAY

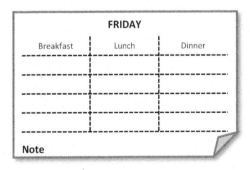

Breakfast	Lunch	Dinner

Note

SATURDAY

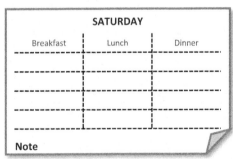

Breakfast	Lunch	Dinner

Note

SUNDAY

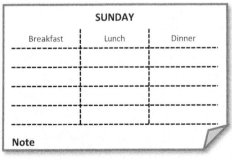

Breakfast	Lunch	Dinner

Note

NOTES

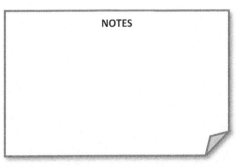

Grocery LIST

Meat, Fish & Poultry

- ☐ _____
- ☐ _____
- ☐ _____
- ☐ _____
- ☐ _____
- ☐ _____
- ☐ _____

Fresh Produce

- ☐ _____
- ☐ _____
- ☐ _____
- ☐ _____
- ☐ _____
- ☐ _____
- ☐ _____
- ☐ _____
- ☐ _____
- ☐ _____

Canned & Non-perishables

- ☐ _____
- ☐ _____
- ☐ _____
- ☐ _____
- ☐ _____
- ☐ _____

Dairy

- ☐ _____
- ☐ _____
- ☐ _____
- ☐ _____
- ☐ _____
- ☐ _____
- ☐ _____

Cleaning Supplies

- ☐ _____
- ☐ _____
- ☐ _____
- ☐ _____
- ☐ _____
- ☐ _____
- ☐ _____

Frozen Products

- ☐ _____
- ☐ _____
- ☐ _____
- ☐ _____
- ☐ _____
- ☐ _____
- ☐ _____
- ☐ _____

Bakery

- ☐ _____
- ☐ _____
- ☐ _____
- ☐ _____
- ☐ _____
- ☐ _____
- ☐ _____

Pets / Other

- ☐ _____
- ☐ _____
- ☐ _____
- ☐ _____
- ☐ _____
- ☐ _____

Weekly *Menu*

MONDAY

Breakfast	Lunch	Dinner

Note

TUESDAY

Breakfast	Lunch	Dinner

Note

WEDNESDAY

Breakfast	Lunch	Dinner

Note

THURSDAY

Breakfast	Lunch	Dinner

Note

FRIDAY

Breakfast	Lunch	Dinner

Note

SATURDAY

Breakfast	Lunch	Dinner

Note

SUNDAY

Breakfast	Lunch	Dinner

Note

NOTES

Grocery LIST

Meat, Fish & Poultry
- ☐
- ☐
- ☐
- ☐
- ☐
- ☐
- ☐

Fresh Produce
- ☐
- ☐
- ☐
- ☐
- ☐
- ☐
- ☐
- ☐
- ☐
- ☐

Canned & Non-perishables
- ☐
- ☐
- ☐
- ☐
- ☐
- ☐

Dairy
- ☐
- ☐
- ☐
- ☐
- ☐
- ☐
- ☐

Cleaning Supplies
- ☐
- ☐
- ☐
- ☐
- ☐
- ☐

Frozen Products
- ☐
- ☐
- ☐
- ☐
- ☐
- ☐
- ☐
- ☐

Bakery
- ☐
- ☐
- ☐
- ☐
- ☐
- ☐
- ☐

Pets / Other
- ☐
- ☐
- ☐
- ☐
- ☐
- ☐
- ☐

Weekly *Menu*

MONDAY

Breakfast	Lunch	Dinner

Note

TUESDAY

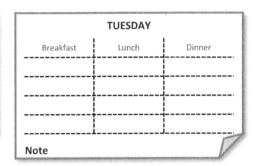

Breakfast	Lunch	Dinner

Note

WEDNESDAY

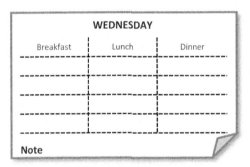

Breakfast	Lunch	Dinner

Note

THURSDAY

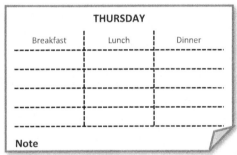

Breakfast	Lunch	Dinner

Note

FRIDAY

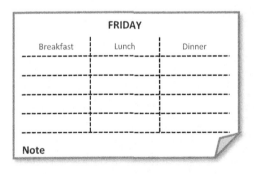

Breakfast	Lunch	Dinner

Note

SATURDAY

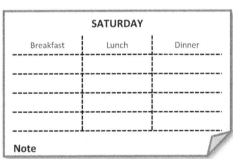

Breakfast	Lunch	Dinner

Note

SUNDAY

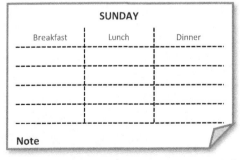

Breakfast	Lunch	Dinner

Note

NOTES

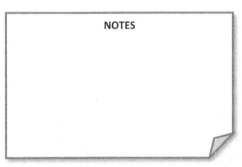

Grocery LIST

Meat, Fish & Poultry
- ☐
- ☐
- ☐
- ☐
- ☐
- ☐
- ☐

Fresh Produce
- ☐
- ☐
- ☐
- ☐
- ☐
- ☐
- ☐
- ☐
- ☐
- ☐

Canned & Non-perishables
- ☐
- ☐
- ☐
- ☐
- ☐
- ☐

Dairy
- ☐
- ☐
- ☐
- ☐
- ☐
- ☐
- ☐

Cleaning Supplies
- ☐
- ☐
- ☐
- ☐
- ☐
- ☐
- ☐

Frozen Products
- ☐
- ☐
- ☐
- ☐
- ☐
- ☐
- ☐

Bakery
- ☐
- ☐
- ☐
- ☐
- ☐
- ☐
- ☐

Pets / Other
- ☐
- ☐
- ☐
- ☐
- ☐
- ☐

Weekly *Menu*

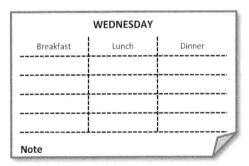

	WEEK OF

MONDAY

Breakfast	Lunch	Dinner

Note

TUESDAY

Breakfast	Lunch	Dinner

Note

WEDNESDAY

Breakfast	Lunch	Dinner

Note

THURSDAY

Breakfast	Lunch	Dinner

Note

FRIDAY

Breakfast	Lunch	Dinner

Note

SATURDAY

Breakfast	Lunch	Dinner

Note

SUNDAY

Breakfast	Lunch	Dinner

Note

NOTES

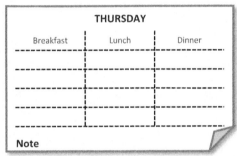
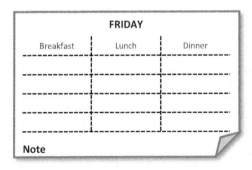
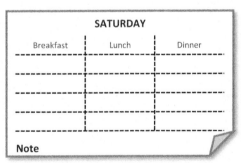
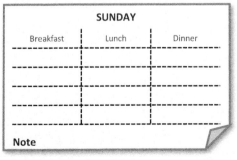
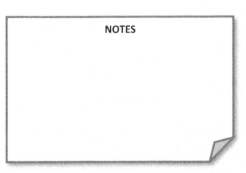

117

Grocery LIST

Meat, Fish & Poultry
- ☐ _____
- ☐ _____
- ☐ _____
- ☐ _____
- ☐ _____
- ☐ _____
- ☐ _____

Fresh Produce
- ☐ _____
- ☐ _____
- ☐ _____
- ☐ _____
- ☐ _____
- ☐ _____
- ☐ _____
- ☐ _____
- ☐ _____
- ☐ _____

Canned & Non-perishables
- ☐ _____
- ☐ _____
- ☐ _____
- ☐ _____
- ☐ _____

Dairy
- ☐ _____
- ☐ _____
- ☐ _____
- ☐ _____
- ☐ _____
- ☐ _____
- ☐ _____

Cleaning Supplies
- ☐ _____
- ☐ _____
- ☐ _____
- ☐ _____
- ☐ _____
- ☐ _____
- ☐ _____

Frozen Products
- ☐ _____
- ☐ _____
- ☐ _____
- ☐ _____
- ☐ _____
- ☐ _____
- ☐ _____
- ☐ _____

Bakery
- ☐ _____
- ☐ _____
- ☐ _____
- ☐ _____
- ☐ _____
- ☐ _____

Pets / Other
- ☐ _____
- ☐ _____
- ☐ _____
- ☐ _____
- ☐ _____
- ☐ _____

Weekly *Menu*

MONDAY

Breakfast	Lunch	Dinner

Note

TUESDAY

Breakfast	Lunch	Dinner

Note

WEDNESDAY

Breakfast	Lunch	Dinner

Note

THURSDAY

Breakfast	Lunch	Dinner

Note

FRIDAY

Breakfast	Lunch	Dinner

Note

SATURDAY

Breakfast	Lunch	Dinner

Note

SUNDAY

Breakfast	Lunch	Dinner

Note

NOTES

119

Grocery LIST

Meat, Fish & Poultry

- [ ]
- [ ]
- [ ]
- [ ]
- [ ]
- [ ]
- [ ]

Fresh Produce

- [ ]
- [ ]
- [ ]
- [ ]
- [ ]
- [ ]
- [ ]
- [ ]
- [ ]
- [ ]

Canned & Non-perishables

- [ ]
- [ ]
- [ ]
- [ ]
- [ ]
- [ ]

Dairy

- [ ]
- [ ]
- [ ]
- [ ]
- [ ]
- [ ]
- [ ]

Cleaning Supplies

- [ ]
- [ ]
- [ ]
- [ ]
- [ ]
- [ ]
- [ ]

Frozen Products

- [ ]
- [ ]
- [ ]
- [ ]
- [ ]
- [ ]
- [ ]
- [ ]

Bakery

- [ ]
- [ ]
- [ ]
- [ ]
- [ ]
- [ ]
- [ ]

Pets / Other

- [ ]
- [ ]
- [ ]
- [ ]
- [ ]
- [ ]

Thank you

For purchasing this book. If you have enjoyed this product, please leave a review.

If you have a suggestion you can always reach me at https://publishingbee.com/contact

You can join our newsletter and we will let you know of new products, new collections and discounts: https://publishingbee.com/1

You can see all my different products at my author's page

https://www.amazon.com/Lady-Liliana/e/B08NRT4VWG/

My other publications can be found in the website mentioned above.

Thank you again

Liliana

Printed in Great Britain
by Amazon